Bahman Guyuron

# 偏头痛手术学

# MIGRAINE SURGERY

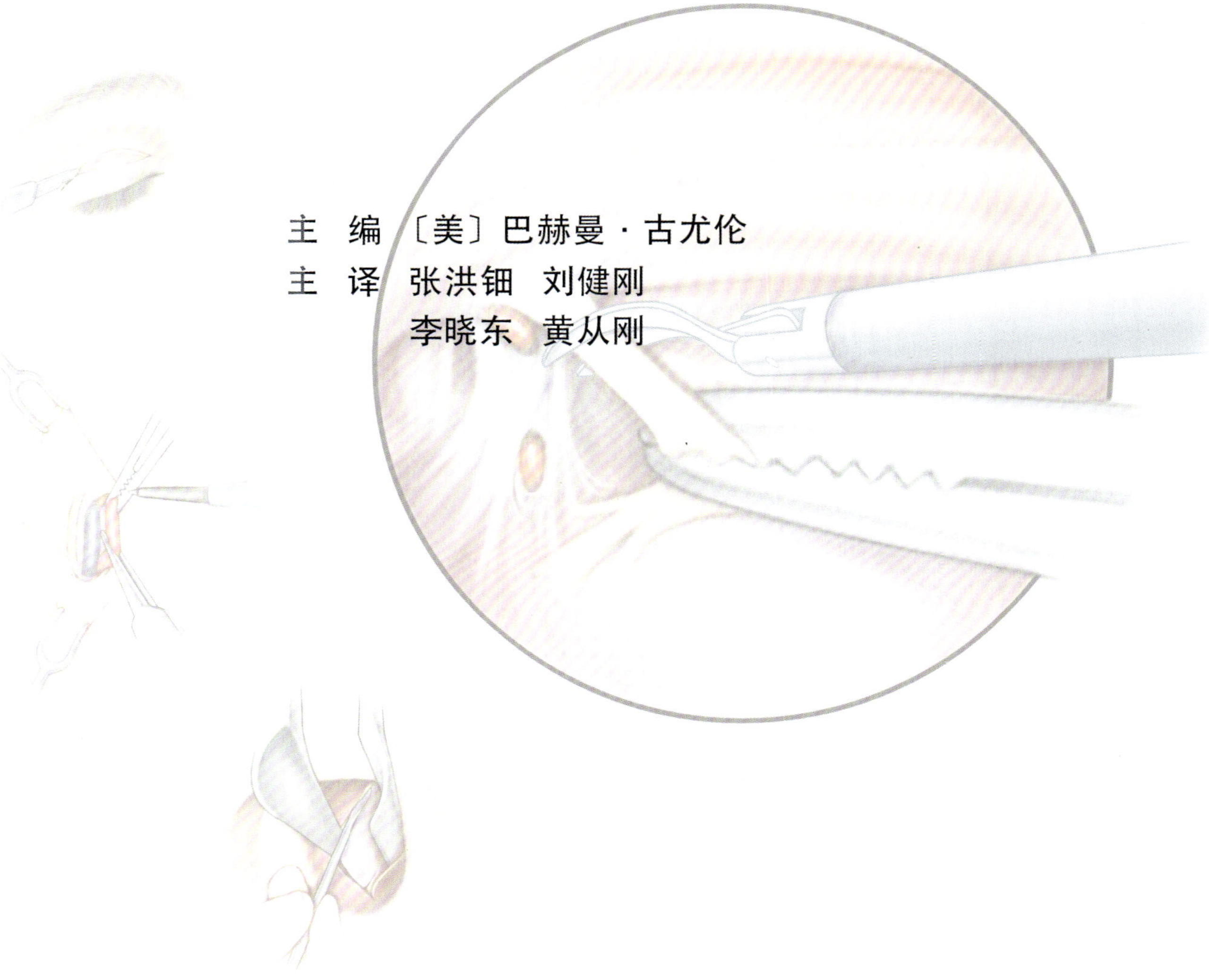


主　编　〔美〕巴赫曼·古尤伦

主　译　张洪钿　刘健刚

李晓东　黄从刚



天津出版传媒集团

天津科技翻译出版有限公司

著作权合同登记号:图字:02-2023-218

图书在版编目(CIP)数据

偏头痛手术学 / (美) 巴赫曼·古尤伦
(Bahman Guyuron) 主编; 张洪钿等主译. —天津: 天津科技翻译出版有限公司, 2025.6 — ISBN 978-7-5433-4640-6

Ⅰ. R651.1

中国国家版本馆 CIP 数据核字第 2025JU6275 号



Original title: *Migraine Surgery* by Bahman Guyuron



授权单位:Thieme Medical Publishers, Inc.
出　　版:天津科技翻译出版有限公司
出 版 人:方　艳
地　　址:天津市和平区西康路 35 号
邮政编码:300051
电　　话:(022)87894896
传　　真:(022)87893237
网　　址:www.tsttpc.com
印　　刷:天津新华印务有限公司
发　　行:全国新华书店
版本记录:889mm×1194mm 16 开本 7 印张 200 千字
2025 年 6 月第 1 版 2025 年 6 月第 1 次印刷
定价:88.00 元

# 译者名单


**主　审**

张　黎　中日友好医院

**主　译**

张洪钿　解放军总医院神经外科学部

刘健刚　南方医科大学深圳医院

李晓东　四平市中心人民医院

黄从刚　武汉市第一人民医院

**副主译**

刘慧峰　解放军总医院神经外科学部

罗　霜　成都市第五人民医院

张　诚　自贡市第三人民医院

彭兆龙　新乡医学院附属南石医院

邓学云　四川省人民医院川东医院·达州市第一人民医院

**译　者**（按姓氏汉语拼音排序）

侯建金　福建省龙岩人民医院

靳　俊　西安国际医疗中心

李文杰　襄阳市第六人民医院

李智强　内蒙古自治区兴安盟人民医院

刘　威　周口市人民医院

龙建武　厦门医学院第二附属医院

彭智涛　中山大学第八附属医院

唐　杰　四川省凉山州第一人民医院

文利伟　自贡市第三人民医院

吴　科　四川省凉山州西昌市人民医院

杨海贵　延安市人民医院

张凤德　四川省会理县人民医院

张卫民　湖南脑科医院

张先斌　联勤保障部队第九〇八医院

张永哲　通辽市人民医院

张志明　河北省玉田县中医医院

朱　超　普洱市人民医院

# 编者名单

**Hossein Ansari, MD, FAAN, FAHS**
Neurologist/Headache Specialist
Director of Headache Clinic
Department of Neurology
University of California, San Diego (UCSD)
La Jolla, California

**Bahman Guyuron, MD, FACS**
Plastic Surgeon
Professor Emeritus, Plastic Surgery
Case Western Reserve University
Cleveland, Ohio

**Jeffrey E. Janis, MD, FACS**
Professor of Plastic Surgery, Neurosurgery, Neurology, and Surgery
Executive Vice Chairman, Department of Plastic Surgery
Chief of Plastic Surgery, University Hospitals
Ohio State University Wexner Medical Center
Columbus, Ohio

**Ibrahim Khansa, MD**
Clinical Instructor of Surgery
Division of Plastic and Maxillofacial Surgery
Children's Hospital Los Angeles
Los Angeles, California

**Ali Totonchi, MD**
Associate Professor
Case Western Reserve University
Plastic Surgery Division, MetroHealth Hospital
Cleveland, Ohio

# 中本版前言

关于对偏头痛的手术研究，起源于中世纪的欧洲，现代偏头痛的手术研究起源于 20 世纪 20 年代，国外偏头痛手术均由整形外科医生系统正规开展，而国内则没有一个学科的外科医生系统地研究此类疾病。很多偏头痛患者经过前期国内少数学者手术后验证，都取得了惊人的效果。但由于没有系统培训，该手术的开展极不规范，因此译者认为有必要将此类术式向国内医生系统地展示。

Bahman Guyuron 从 1999 年起系统研究该类疾病，是该领域的集大成者。该书系统阐述了偏头痛外科治疗的基础、机制、定位和手术方法，图文并茂，是非常实用的手术学专著。相信本书的引进出版，将会填补这一领域的空白，并在实践中使大量患者获益。

张洪钿

# 前 言

在我的职业生涯中，偏头痛的手术治疗效果是最神奇和最令人满意的，每当有患者告诉我，我改变了她或他的生活时，我都会感到非常满足。我对那些日复一日忍受9~10级疼痛的患者产生了极大的敬意，因为即使最轻微的头痛也会毁了一天。伴随恶心、呕吐和对光或声音敏感的剧烈疼痛是难以想象的，这也是慢性偏头痛患者自杀率如此之高的原因。这些患者的生活质量非常低，他们常常变得抑郁，这是可以理解的。他们每天都在寻求一些缓解的方法，但他们无法控制自己的生活。我从这些患者口中听到的最多也是最开心的一句话就是："你让我重新掌控了自己的生活。"

虽然这本书提供了一些关于偏头痛的基本知识，但我强烈建议确保每个患者都由神经学家做出偏头痛诊断。事实上，我从未给没有经过神经学家检查的患者做过手术。

这本书全面地介绍了成功实施偏头痛手术的细节。偏头痛手术最重要的一个方面是检测疼痛触发部位。没有这些信息，手术是不可能成功的。这本书将提供能可靠地识别出触发部位的检测方法。

其次，需要掌握的基本信息是解剖学知识。没有这些信息，手术失败是不可避免的，这就像在没有地图和方向的情况下去寻找一个目的地一样。然后，对手术细节的熟悉度是手术成功的保障。这本书有高清的插图，为知识的传播提供了必要的信息。对于大多数患者来说，一次手术就可以消除偏头痛，但对于其他患者来说，手术是一个过程，这些患者可能需要不止一次手术，尤其是那些症状模糊或难以明确识别偏头痛触发部位的患者，了解这一点很重要。对服用大剂量阿片类药物的患者实施手术，其效果是难以预测的。这些患者的照护是个难题，因为没有疼痛的缓解，就很难消除对药物的依赖，而没有消除依赖，就很难判断患者的抱怨有多少是真实的。这个决定因人而异。除了这一小部分患者，手术治疗大部分偏头痛患者的疗效是非常令人满意的。通常情况下，即使仅仅只有一些改善，他们也会很高兴。但对我本人而言，除了疼痛彻底消除之外，其他的效果都不令人满意。

即使仅有一个患者因医生从这本书中获得的知识而摆脱了偏头痛，那么我花在开发技术、研究疗效、撰写文章、授课和写这本书上的所有时间也是值得的。

# 致　谢

我感谢 Lisa DiNardo 博士为本书的编写提供的帮助，并感谢 Joe Kanasz 为本书绘制精美的图片。

# 目　录


第 1 章　偏头痛手术史 …… 1

第 2 章　偏头痛概述 …… 4

第 3 章　额骨和枕骨触发部位的外科解剖 …… 15

第 4 章　颞部偏头痛的外科解剖学研究 …… 22

第 5 章　偏头痛手术疗效的证据 …… 26

第 6 章　头痛诱发部位的检测 …… 38

第 7 章　额部偏头痛的外科治疗（位点 I） …… 46

第 8 章　颞部偏头痛的外科治疗（位点 II） …… 56

第 9 章　鼻源性偏头痛的外科治疗（位点 III） …… 62

第 10 章　枕部偏头痛的外科治疗（位点 IV） …… 71

第 11 章　耳颞部偏头痛的外科治疗（位点 V） …… 81

第 12 章　枕小神经偏头痛的外科治疗（位点 VI） …… 89

第 13 章　硬币性头痛的外科治疗（位点 VII） …… 96

索引 …… 101

# 第 1 章

# 偏头痛手术史

*Bahman Guyuron*

**要　点**

- 在 10 世纪试图用烫伤前额部治疗偏头痛（MH）是第一个尝试治疗 MH 的有创措施。
- 手术尝试减轻 MH 可以追溯到 1923 年，当时 Jonnesco 第一次移除星状神经节。
- Walter Dandy 于 1931 年切除了两名患者的下颈交感神经节和第一胸交感神经节。Dickerson 在 1932 年成功结扎了脑膜中动脉。
- 1946 年，Rowbotham 报道了 3 例通过颈动脉分叉处动脉周围交感神经剥离术和切除颈上神经节联合结扎颈外动脉获得手术成功的病例。
- 1946 年，Gardner 等建议切除岩浅大神经以治疗各种类型的单侧头痛。
- 经颅底全切除三叉神经（三叉神经切除术）也被尝试用来治疗 MH。然而，手术带来的并发症是令人望而却步的。
- Murillo 在 1968 年建议切除颞神经血管束来治疗 MH。
- 1969 年，Murphy 建议对枕部 MH 和视神经炎患者实施枕神经切除术。
- 1992 年，Maxwell 报道了 8 名男性患者通过经皮射频消融三叉神经半月结来治疗 MH。
- 一项回顾性研究证实了对患者的观察资料，他们的头痛在 2000 年 Guyuron 完成前额美容手术后消失。
- 首个证明眶上和滑车上触发部位失活的前瞻性研究于 2002 年由 Guyuron 发表。
- Behmand 和 Guyuron 在 2003 年报道了单部位肉毒杆菌毒素注射的作用。
- 2004 年，Dirnberger 通过一项前瞻性研究证实了 Guyuron 的发现。
- Guyuron 等于 2005 年发表了首个关于 MH 外科治疗的前瞻性随机对照研究。
- Poggi 在 2008 年也证实了 Guyuron 的发现。
- 首个设立假手术组的偏头痛手术前瞻性随机对照研究于 2009 年由 Guyuron 等报道。
- Guyuron 团队在 2011 年进行了一项为期 5 年的随访研究，报道了偏头痛手术的长期疗效。
- 2014 年，Guyuron 首次通过 3 个部门的合作，使用蛋白质组学分析和电子显微镜，证明了 MH 患者存在髓鞘脂缺乏症。
- 2015 年，完成了首个证明手术治疗对青少年 MH 患者疗效的回顾性研究。

## 引言

药物治疗未能为许多 MH 患者提供足够持久的疗效和可预期的缓解，这促使研究人员寻求一种更成功的解决偏头痛的方法。在安达卢西亚出生的内科医生阿布卡西斯（又名阿布卡西姆）在

10 世纪就提倡用热棒烫伤额部来治疗 MH。很难想象这种原始而激进的措施所带来的极度痛苦和极度不安的场景。然而，被迫采取的这种极端方法也说明了偏头痛患者所忍受痛苦的严重性，以及他们是多么绝望地同意接受这种极端的手术。而另一个显而易见的事实是，即使是在这么久远的年代，人们也相信，通过阻断偏头痛的外围触发点就能控制偏头痛。

1923 年，Jonnesco 第一次切除交感神经系统的星状神经节和附加部分来治疗 MH。Dandy（1931）、Penfield（1932）和 Craig（1935）报道了星状神经节切除后头痛症状的缓解。Love 和 Adson（1936）报道了 16 例患者中 12 例使用该技术后有改善[1]。Walter Dandy 认为，“实际上，偏头痛急性发作时几乎均局限于头部的一侧（除非两侧均受累），这说明传递感觉的神经受累”，他切除了两名患者的颈下交感神经节和第一胸交感神经节[2]。有趣的是，两名患者的 MH 消失了。然而，由于患者样本量小、没有对照组、随访时间极短，这项开创性工作缺乏科学意义。

Dickerson 在 1932 年报道结扎脑膜中动脉对 MH 的治疗效果。然而，Herbert Olivecrona 报道了 6 个接受结扎脑膜中动脉患者中有 5 个失败，他发表的结果令人沮丧[3]。Olivecrona 还报道了对 13 例患者实施神经束切开的效果。总的来说，在随访的 11 例患者中有 7 例结果令人满意。

1946 年，Rowbotham 报道了 3 例颈动脉周围交感神经剥离术成功的病例，同时实施了颈上交感神经节切除联合颈外动脉结扎，这可能是该技术成功的原因。

Gardner 等在 1946 年提出切除岩浅大神经治疗各种类型的单侧头痛[4]。26 例患者接受手术，9 例为单侧 MH，其中女性 7 例，男性 2 例。对所有的 MH 患者进行观察，有的患者疼痛完全消除，有的显著改善。2 例患者最初有所改善，但 7 ~ 8 个月后复发。作者的结论是，与其他适应证的患者相比，MH 患者的手术更成功。然而，患者主诉泪液分泌减少，鼻子干燥。一些患者出现角膜溃疡。一组不同的患者在没有足够的随访和对照的情况下接受了相同的手术，这一事实削弱了这项研究的科学价值。此外，眼睛和鼻子干燥是主要的不良后果，前者可能导致失明，因此这种方法不合理。

也有人提议，经颅底完全切除三叉神经（三叉神经切除术）。这种复杂的手术效果良好，然而可能导致同侧面部麻醉、角膜干燥、角膜溃疡和视力丧失。在一些中心，这项手术仍然只在患有严重簇状 MH 的患者身上进行。这种规模的手术过于激进，相关的并发症发生率也非常高。然而，该术式的有效性对 MH 发作的周围神经机制是有利的支持证据。

Murillo 在 1968 年进一步强调了神经血管束在 MH 中的作用[5]。该手术包括 34 例患者 47 个部位的颞浅动脉和耳颞神经的切除。34 例患者中有 30 例（88%）有效消除了 MH。然而，该报道没有随访时间，也没有对照组。Wolf 和他的同事们[6]在 20 世纪 40 年代证明了血管舒缩机制在偏头痛型疼痛中的作用，这支持了 Murillo 提出的外科手术和我们设计手术的基本原则。此外，Knight 在 1968 年也建议采用耳后和耳颞神经切除手术治疗 MH[7]。

在 1969 年，Murphy 提出枕部神经瘤和神经炎患者行枕神经切除术[8]。30 例患者接受了该手术。18 例患者结果优秀，7 例患者结果良好，3 例效果一般，2 例效果差。然而，这些患者中的许多人随访时间不足 1 年。Murphy 的报道没有指出枕部区域出现麻痹或感觉异常的发生率，也没有说明手术导致的任何其他不良反应。虽然在这个部位的神经切除术在我们实践中是最后手段，但在一些实践中，它被用作首选方案。然而，手术的积极结果再次证实了 MH 发病与周围机制密切相关。

1992 年，Maxwell 报道了 8 名男性患者通过经皮射频消融三叉神经半月节来治疗 MH[9]。患者的 MH 有中度到显著的缓解，没有报道并发症。与卵圆孔未闭封堵术相似，本研究缺乏对照组，缺乏足够的随访，缺乏足够大的患者样本[10]。即使如冷冻手术和注射乙醇这样的技术也被尝试用于治疗 MH。这些研究以不科学的方式进行，因此无法得出任何有意义的结论。

1999 年底，两名患者认为他们在前额美容手术后，MH 消失了，这促使我们开始一项研究来验证这一观察结果，该报道于 2000 年发表[11]。在获得足够的证据支持患者所述情况后，我们设计了一项前瞻性对照研究，证实了 MH 手术在全部 21 例患者中的有效性，该报道于 2002 年发表[12]。2005 年报道了一项涉及 4 个触发点的综合研究，记录了作者设计手术的有效性和安全性[13]。这项包括假手术组的随机对照研究发表于 2009 年[14]。2011 年，我们报道了 2005 年发表的这项综合研究的 5 年随访结果[15]。在 2014 年，我们的研究还比较了患和不患 MH 患者神经的超微结构，表明 MH 患者的髓鞘缺乏[16]。

我们在 2015 年发表的一篇文章中也证实了周围触发点失活在儿童 MH 群体中的有效性[17]。

## 参考文献


[1] Knight G. Surgical treatment of migraine. Proc R Soc Med 1962;55:172–176

[2] Dandy WE. Treatment of hemicrania (migraine) by removal of the inferior cervical and first thoracic sympathetic ganglion. Johns Hopkins University Bulletin 1931;48:357–361

[3] Olivecrona H. Notes on the surgical treatment of migraine. Octa Med Scand 1947;128(S196):229–238

[4] Gardner WJ, Stowell A, Dutlinger R. Resection of the greater superficial petrosal nerve in the treatment of unilateral headache. J Neurosurg 1947;4(2):105–114

[5] Murillo CA. Resection of the temporal neurovascular bundle for control of migraine headache. Headache 1968;8(3):112–117

[6] Wolff HG. Headache and Other Head Pain. New York, NY: Oxford University Press;1948

[7] Knight G. Surgical treatment of migraine headaches. In: Vinken PJ, Bryn GW, eds. Vol. 5. Handbook of Clinical Neurology. Amsterdam: North Holland Publishing;1968:104–110

[8] Murphy JP. Occipital neurectomy in the treatment of headache. Results in 30 cases. Md State Med J 1969;18(6):62–66

[9] Maxwell RE. Surgical control of chronic migrainous neuralgia by trigeminal ganglio-rhizolysis. J Neurosurg 1982;57(4):459–466

[10] Morandi E, Anzola GP, Angeli S, Melzi G, Onorato E. Transcatheter closure of patent foramen ovale: a new migraine treatment? J Interv Cardiol 2003;16(1):39–42

[11] Guyuron B, Varghai A, Michelow BJ, Thomas T, Davis J. Corrugator supercilii muscle resection and migraine headaches. Plast Reconstr Surg 2000;106(2):429–434, discussion 435–437

[12] Guyuron B, Tucker T, Davis J. Surgical treatment of migraine headaches. Plast Reconstr Surg 2002;109(7):2183–2189

[13] Guyuron B, Kriegler JS, Davis J, Amini SB. Comprehensive surgical treatment of migraine headaches. Plast Reconstr Surg 2005;115(1):1–9

[14] Guyuron B, Reed D, Kriegler JS, Davis J, Pashmini N, Amini S. A placebo-controlled surgical trial of the treatment of migraine headaches. Plast Reconstr Surg 2009;124(2):461–468

[15] Guyuron B, Kriegler JS, Davis J, Amini SB. Five-year outcome of surgical treatment of migraine headaches. Plast Reconstr Surg 2011;127(2):603–608

[16] Guyuron B, Yohannes E, Miller R, Chim H, Reed D, Chance MR. Electron microscopic and proteomic comparison of terminal branches of the trigeminal nerve in patients with and without migraine headaches. Plast Reconstr Surg 2014;134(5):796e–805e

[17] Guyuron B, Lineberry K, Nahabet EH. A Retrospective Review of the Outcomes of Migraine Surgery in the Adolescent Population. Plast Reconstr Surg 2015;135(6):1700–1705

# 第 2 章

# 偏头痛概述

*Hossein Ansari*

**要　点**

- 偏头痛是世界上最常见的神经系统疾病，也是最常见的疼痛原因之一，其是世界上第三常见疾病和第八种致残性疾病。
- 据 2010 年全球疾病负担研究统计，偏头痛在全球的患病率为 14.7%。
- 约 11.7% 的人患有偏头痛，女性更为常见（女性患病率为 17.1%，男性为 5.6%）。
- 偏头痛有家族遗传倾向，因此被认为是一种遗传性疾病。
- 据估计，仅在美国，偏头痛每年造成的医疗成本总计高达 230 亿美元，其中包括 110 亿美元的直接医疗成本和 120 亿美元的生产力损失。
- 偏头痛发病的基本生理学和潜在机制仍不明确。
- 虽然血管舒张本身可能不会导致偏头痛，但在没有血管舒张的情况下，在偏头痛病理生理学中仍然发挥重要作用。
- 血管由多种细胞类型组成，这些细胞可释放多种介质，包括生长因子、细胞因子、三磷酸腺苷（ATP）、一氧化氮（NO）等，这些介质反过来也能作用于这些细胞。
- 神经元释放细胞因子，如去甲肾上腺素和降钙素基因相关肽（CGRP），可作用于血管的固有细胞。
- 基于目前的偏头痛模型，三叉神经释放 CGRP 被认为是偏头痛疼痛阶段的主要作用机制，因为它有介导神经源性炎症的能力。
- 在一些偏头痛患者，特别是慢性偏头痛患者中出现的异常疼痛，表明在偏头痛期间发生了某种类型的“敏化”。
- 炎症标记物局部释放的外周机制，将激活三叉神经伤害感受器，也可能在这种敏化中发挥重要作用。
- 偏头痛的临床表现可分为 4 个阶段，包括前驱期、先兆期、头痛期和恢复期。
- 基于ICHD–3 beta版的偏头痛诊断，需要头痛持续 4~72 小时，且以下四种特征中至少有两种：单侧、搏动性疼痛、中度至重度、随体力活动加重，加上以下症状之一：恶心和（或）呕吐、畏光和恐音。
- 慢性偏头痛（CM）定义为每月头痛 15 天或以上，持续 3 个月以上，其中每月至少 8 天头痛符合偏头痛的标准。
- 在为慢性头痛患者设计治疗计划时，重要的一点是区分慢性偏头痛（CM）、慢性每日头痛（CDH）和药物过度使用头痛（MOH）。
- 神经影像学，包括大脑磁共振成像（MRI），不是偏头痛诊断的一部分，如果病史明确，神经系统查体无阳性体征，则无须进行任何神经影像学检查。
- 偏头痛的诊断和药物治疗应该交由专业的神经病学医生处理。

## 引言

偏头痛是一种脑部疾病，发作时伴有头痛和其他神经系统症状。恶心、呕吐和（或）对光和噪声敏感常伴随"头痛"，这是偏头痛最常见的症状。

偏头痛的临床病程在患者的一生中不断变化。在一些患者中，偏头痛可以改善到很少发作或不发作，而另一些患者可能有一个稳定的发展过程，其中一种类型发作的频率会在一段时间内增加，并可能变成慢性病。

## 流行病学与负担

偏头痛是世界上最常见的神经系统疾病，也是最常见的疼痛原因之一，其是世界上第三常见疾病和第八种致残性疾病。仅在美国，在初级保健诊所就诊的偏头痛患者人数高达 500 万[2]。在 2016 年的最新研究中，在高收入、中等收入和中等社会人口指数国家中，偏头痛和腰痛是年度存活残疾人口（YLD）的主要原因[3]。在 2010 年全球疾病负担研究中，偏头痛在全球的患病率为 14.7%[4]。

在童年时期，男性发病率略占优势，但在青春期之后，女性发病率为男性的 3 倍。90% 的偏头痛患者在 40 岁时第一次发作。在美国，据估计有 11.7% 的人患有偏头痛，这种疾病在女性中更为常见（女性的患病率为 17.1%，男性为 5.6%）[5]。偏头痛有家族遗传倾向，因此被认为是一种遗传疾病。

偏头痛是全球公共卫生和社会经济的共同负担。它会对生活质量，以及工作和家庭的生产力产生负面影响[6]，经常被误诊、治疗不足或误治[7-9]。据估计，仅在美国，偏头痛每年造成的费用总计高达 230 亿美元，其中包括 110 亿美元的直接医疗费用和 120 亿美元的生产力损失[10, 11]。

尽管偏头痛的发病率较高，但其基本生理学和潜在机制仍不明确，新治疗靶点也早该研发了。

## 病理生理学

1938 年，Wolff 和 Graham 提出，偏头痛发作时的头痛由颅内血管高舒张压状态所致。1963 年，Wolff 提出了偏头痛的血管理论，多年来这一理论一直被认为是偏头痛发生和发展的病理生理学基础，直到偏头痛的三叉神经（三叉神经血管）理论取代了血管理论。根据这一理论，脑膜中三叉神经血管传入纤维的激活会释放炎症神经肽和其他小分子，促进神经源性炎症的发生，并使原位痛觉神经元的外周敏化发展。三叉神经血管通路将痛觉信息从脑膜传递到大脑。该通路起源于三叉神经节神经元，其外周轴突到达软脑膜、硬脑膜和大脑主干动脉[12]，中央轴突到达脊髓后角第Ⅴ板层的脊神经核团[13]。

血管舒张在偏头痛中的作用尚不清楚，最近的发现对其必要性提出质疑。虽然血管舒张本身可能不会导致偏头痛，但仍有可能在没有血管舒张的情况下，其在偏头痛病理生理学中发挥作用。血管由多种类型的细胞组成，它们释放和调控多种介质，包括生长因子、细胞因子、三磷酸腺苷（ATP）和一氧化氮（NO）。这些介质对神经元会产生作用，可能导致偏头痛。相反，神经元释放的因子，如去甲肾上腺素和降钙素基因相关肽（CGRP），作用于血管固有的细胞。因此，发生在血管细胞内部和血管组胞之间的正常和病理事件，可以介导血管和神经系统之间的双向通信，而不需要改变血管张力。CGRP 与偏头痛病理密切相关。根据目前的偏头痛模型，三叉神经释放 CGRP 被认为在偏头痛疼痛期发挥了中心作用，因为它能介导神经源性炎症[14]。

与其他疼痛状态不同，偏头痛患者被报道了多种不同的触发因素。这些触发因素对健康患者来说是无害的，这表明偏头痛患者对不同触发因素的敏感性是由于神经系统内部的不适应变化。某些偏头痛患者，特别是慢性偏头痛患者出现的异常疼痛，表明在偏头痛期间发生了某种类型的

“敏化”。虽然中枢病理是这一现象的主要原因，但炎症标志物局部释放的外周机制可能也在这一敏化过程中发挥重要作用。炎症标记物的局部释放会激活三叉神经痛觉受体[15]。了解偏头痛病理生理学的关键是三叉神经伤害性神经元的外周和中枢敏化的概念[14]。

在许多情况下，偏头痛发作很可能始于中枢，在大脑中能够产生典型的前驱症状或先兆神经症状的区域，而头痛期开始于三叉神经血管系统起源处脑膜伤害感受器的相应激活。

总之，这些不同症状的程度表明偏头痛不仅是头痛。它影响多个皮层、皮层下和脑干区域，这些区域调节自主、情感、认知和感觉功能。因此，偏头痛被视为一种复杂的神经系统疾病，具有很强的遗传性；头痛是这种复杂疾病最常见的症状。迄今为止，还没有彻底治疗（治愈）或预防发作方面普遍有效的方法。

## 临床表现

正如病理生理学部分所讨论的，偏头痛不仅仅是一种头痛，而且是一种复杂的神经功能紊乱。偏头痛的临床表现可分为以下四个阶段[16-18]。

- **先兆前期（前驱期）**：在偏头痛发作前的 2~48 小时出现的症状，并预示其他症状的到来。这一阶段的症状包括一系列非特异性的临床表现，如饥饿、打哈欠、易怒、不开心、欣快、嗜睡、多动、难以集中注意力、腹胀、疲劳、颈部僵硬、失眠、焦虑等。

由于这些主诉是非特异性的，大多数患者不认为它们是偏头痛的一部分，也不报告，除非医生特别询问。

- **先兆期**：25%~30% 的偏头痛患者报告短暂的局灶性神经症状，这一阶段称为先兆期。有先兆的偏头痛被称为“典型偏头痛”，而无先兆的偏头痛被称为“普通偏头痛”。“最常见的先兆类型是视觉先兆，它有如下表现。

– 闪烁暗点白光或彩色光的闪烁弧，随后出现盲点或外周视力丧失（闪烁暗点）。

– 在视野中锯齿形线的出现（防御光谱）。

– 物体形状感知上的变化（视物变形症）。

其他类型的先兆包括：

– 感觉先兆。感觉麻木（麻痹），多为单侧，通常发生于脸（包括舌头）和手（手–口模式）。

– 语言 / 言语先兆。表现为说话含糊不清、找词困难或吞咽困难。

– 运动先兆。较少见的先兆类型，客观表现为肢体肌肉无力，通常单侧发生。这种先兆主要出现在一种被称为偏瘫偏头痛的特定类型中，这是已知的遗传病因。

– 脑干先兆：至少有以下两种症状。

○构音困难。

○眩晕（房间旋转的感觉）。

○耳鸣。

○听觉减退。

○复视。

○共济失调。

○意识水平下降。

– 视网膜先兆：类似于视觉先兆，但通常只发生在其中一只眼睛。这种先兆罕见。

每个个体的先兆症状持续 5~60 分钟，先兆在 60 分钟内伴有或紧随头痛，尽管有些人有先兆而没有头痛，这被称为“偏头痛当量”。相反，先兆偏头痛患者的先兆并不一定伴随每次偏头痛发作。

- **头痛期**：这是偏头痛的痛苦阶段，这引起了大多数患者的注意，促使他们寻求医疗帮助。典型的偏头痛是单侧开始的，并伴有搏动。它可能与恶心、呕吐和（或）对光、噪声和气味敏感有关。头痛期开始的头部或颈部区域通常被称为触发点。在为每个患者制订治疗策略时，触发点的位置是非常重要的。偏头痛还可伴有异常的皮肤感觉（异位痛）和肌肉压痛。偏头痛的头痛程度从中度到重度不等，不过它通常从头部的一侧开始，随后会蔓延到整个头部。此外，头痛同时从多个部位开始也很常见。偏头痛头痛期的持续时间为 4~72 小时。如果头痛发作持续超过 72 小时（没有缓解），则被归类为“偏头痛状态”。

随着头痛的进展，患者可伴有各种自主症状（恶心、呕吐、鼻塞、流涕、流泪、上睑下垂、打哈欠、尿频、腹泻），情感症状（抑郁和易怒），认知症状（注意力缺陷、难以找到词语、短暂失忆、在熟悉环境中导航能力下降），感觉症状（畏光、恐音、恐嗅、肌肉触痛和皮肤过敏）[17]。

- **缓解期：**这是头痛阶段结束后的时期，与疲劳、易怒、注意力难以集中和其他非特异性症状有关。

这四个阶段的总结见图 2.1。

为了使包括偏头痛在内的头痛疾病的诊断标准化，国际头痛学会（IHS）开发了一种分类，命名为《国际头痛疾病分类》（ICHD），第 1 版于 1988 年出版。自那时起，该分类进行了多次修订，并于 2013 年发布了最新版本（ICHD-3，beta 版）[19]。ICHD 提供了明确的操作诊断规则和通用语言，促进全球层面的交流。

ICHD-3 beta 版将偏头痛分为以下几类。至少 5 次头痛发作，每次持续 4~72 小时，并符合以下 A 和 B 标准。

A. 头痛至少有以下四个特征中的两个。

1. 部位：单侧的。

2. 性质：搏动。

3. 强度：中度至重度。

4. 加重：伴随常规的生理活动。

B. 头痛时，至少有以下两种特征之一。

1. 恶心和（或）呕吐。

2. 畏光和声音恐惧症。

显然，这种分类和标准非常清楚和简单。这种分类法的实施方案可在互联网上轻松获取，便于所有专业人员使用。使用这些标准有助于规范偏头痛的诊断，避免其与其他头痛疾病误诊。

偏头痛有一些已知的诱因。常见的诱因有压力、睡眠障碍、脱水、不吃饭（禁食）、酒精（尤其是红酒）、天气和气压变化、闪烁的灯光和月经周期。某些食物，如味精（MSG）或含有硝酸盐的食物，人工甜味剂（如无糖汽水）和某些气味，如强烈的香水、烟和清洁化学品，也会引发偏头

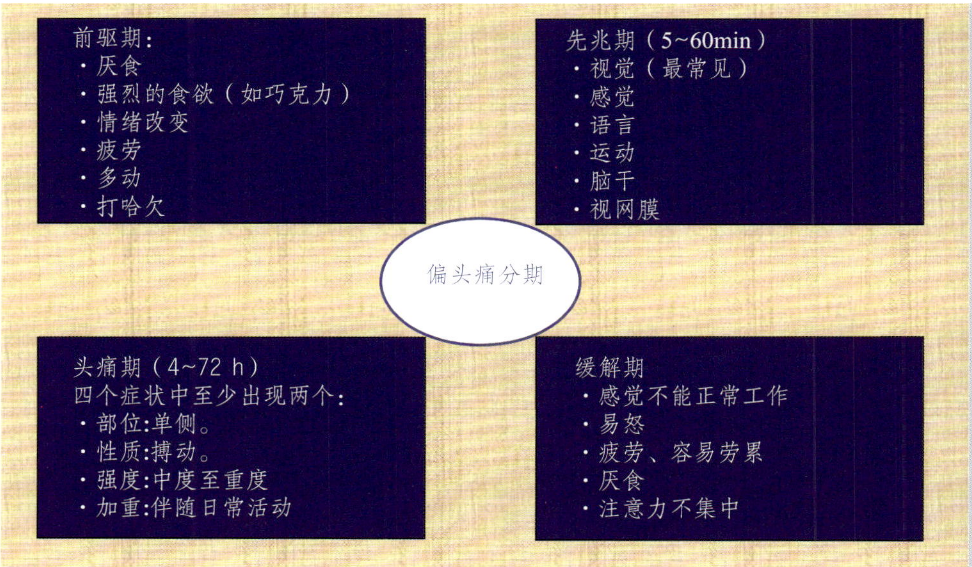


**图 2.1**　偏头痛综合征的四个临床阶段。

痛患者的头痛发作。

## 慢性偏头痛

基于ICHD-3测试版，慢性偏头痛（CM）被定义为每月15天或以上的头痛，持续3个月以上，其中15次头痛中至少有8次符合前面描述的偏头痛的标准[19]。

CM是一种使人衰弱的疾病，大约2%的普通人群受累[20]。CM与严重残疾和健康相关生活质量降低有关[21、22]。CM通常诊断不足，治疗不到位。此外，治疗方法也有限。

在为CM患者制订治疗计划时，重要的一点是区分CM、慢性每日头痛（CDH）和药物过度使用头痛（MOH）。CDH是一个包含几种不同的特定头痛诊断的描述性术语，包括偏头痛、紧张型头痛、集束性头痛或任何其他头痛。

MOH，也被称为“反弹性头痛”，是一种继发性头痛疾病，经常使多种原发性头痛疾病的治疗复杂化。基于ICHD-3测试版，美国卫生部门的定义是头痛发生在每月15天或更多的进展由于常规急性或症状头痛药物过度使用（10个或更多，或者每月15天，取决于药物）超过3个月[19]。

这是非常重要的，因为在实践中，大多数患有CDH的患者实际上是偏头痛和MOH的结合。因此，在制订治疗计划时，大多数时候对MOH的治疗将反过来减少潜在的偏头痛频率，并增加了对治疗的正反馈。

## 偏头痛患者触发点的确定

正如在临床表现中所讨论的，头痛起始的区域和模式对于确定偏头痛患者头痛期的触发点至关重要。

详细的病史加上彻底的头部和颈部检查通常就足以确定偏头痛患者的触发点。以下是一些有用的信息。

- 自眼后、鼻后或上颌窦区域开始头痛的患者，通常有鼻腔内触发点。这可能是由于严重的鼻中隔偏曲接触到鼻侧壁、鼻中隔骨刺或鼻甲泡。这些患者醒来时往往伴有头痛，而他们的头痛通常与天气有关，尤其是气压变化时。这些患者通常被误诊为鼻窦相关性头痛，因此经常使用不必要的抗生素治疗。10%~20%的偏头痛患者具有自主神经特征（流泪或鼻塞），这也导致了常见的鼻窦性头痛的误诊。
- 主诉眉毛上方疼痛的患者通常波及眶上神经或滑车上神经（或两者都有），主要是由于皱睑肌压迫。这些患者通常有很深的皱眉纹（特别是长期偏头痛患者），因为他们的皱眉肌过度活跃。这些患者还经常报告用热敷或冷敷，甚至用指尖按压眉毛上方的区域，都能缓解头痛。
- 报告头痛从头部一侧开始的患者，触发点在颧颞神经（ZTN）或耳颞神经（ATN），这两个神经都是三叉神经的小分支。
  - ATN触发的患者通常显示疼痛的区域在发际线开始的地方。这些患者往往使用热敷或冷敷，有时会感到头皮发紧，例如，在梳头时。
  - 另一方面，ZTN触发的患者主诉颞区更深部的疼痛。通常有咬肌压痛，如果头痛持续时间长，有时会发现肌肉肥厚突出。使用热敷或冷敷通常不能缓解这些患者的疼痛，因为ZTN在肌肉深层。这些患者通常被诊断为颞下颌关节功能障碍，并经常接受不必要的治疗，包括使用口腔器械，甚至手术干预。经验丰富的医生或牙医进行详细检查，以便将这些患者与可能引发偏头痛的磨牙症或颞下颌关节功能障碍的患者区分开来。此外，通过手指触摸详细查体来确定疼痛的解剖位置，通常可以区分ATN和ZTN触发点，不过患者同时具有ATN和ZTN触发点并不罕见。

• 枕部触发点的患者通常主诉头痛，头痛开始于头后部、颈部，有时甚至是肩部区域。患者描述疼痛为该部位深部的疼痛，然后辐射到颞叶、顶叶、顶部，甚至额叶区域。这些患者通常不能忍受任何日常活动，因为它会迅速引发头痛。检查时，颈椎棘旁肌和斜方肌的紧绷感通常很明显，枕大神经和枕小神经的解剖位点有严重的指压痛。这些患者经常换枕头来改善头痛，但没有任何效果。此外，他们经常寻求脊椎按摩师的治疗，这有时会加重头痛，因为按摩会进一步刺激枕部神经。这些患者对枕神经阻滞反应相对较好，接受不必要的治疗也很常见，包括神经消融或刺激，这些治疗往往毫无帮助，甚至可能加重偏头痛。枕部偏头痛（有时被称为颈源性偏头痛）最常见的误诊是枕部神经痛（ICHD-3）和颈源性头痛（ICHD-3）。

利用 ICHD-3 指南，很容易区分枕神经痛和偏头痛。神经痛被定义为持续几秒到几分钟的阵发性发作，与偏头痛完全不同，偏头痛是一种持续 4 小时以上的搏动性疼痛。然而，在临床中，枕部触发点的偏头痛患者有时仅仅根据疼痛的位置就被误诊为枕神经痛。

另一方面，在 ICHD-3 中，偏头痛和颈源性头痛之间存在一些重叠，这有时使鉴别诊断有些困难。

综上所述，通过使用 ICHD-3，结合详细病史和头颈部检查，枕部偏头痛与其他两种头痛可明显区分；然而，在临床中，ICHD-3 标准没有得到充分利用。这导致了对偏头痛的误诊，并将其误治为枕神经痛或颈源性头痛。

## 偏头痛的影像学检查

包括大脑磁共振成像（MRI）在内的神经成像不是偏头痛诊断的一部分；如果病史明确且神经系统检查无显著性，则无须进行任何神经影像学检查。事实上，对偏头痛患者进行计算机断层扫描（CT）或磁共振成像（MRI）往往会因为偶然发现而产生不必要的担忧，这反过来又会增加头痛的治疗难度。在高级影像学检查中常见的意外发现包括：

• 垂体病变（囊肿、高或低密度病变）。

• 部分空蝶鞍。

• 胶样囊肿。

• 蛛网膜囊肿。

• 松果体囊肿。

• 非特异性 T2 发现，缺乏经验的放射科医生有时报告为脱髓鞘病变。

• 低位小脑扁桃体，会误判为 Chiari 畸形。

• 血管异常，如静脉血管瘤、毛细血管扩张和小动脉瘤。

那些被报道有上述发现的患者，有时很难被说服，这些发现没有任何临床意义。这些先进的影像学检查的一个不幸的结果是，一些患者因为上述一些偶然发现而进行不必要的脑部手术，这往往使头痛控制变得极其困难。

另一方面，对于那些历史和检查提示有鼻内触发点的患者，鼻和鼻旁窦的 CT 扫描可以提供有价值的信息，有助于制订合适的治疗计划。

综上所述，除了获得全面的病史是诊断头痛疾病的关键外，对头痛患者的初诊应进行非常详细的头、颈和鼻检查。

## 治疗

偏头痛的治疗包括急性期治疗（视需要而定）和预防性治疗（日常）。

### 急性期的治疗

所有偏头痛患者都需要急性期治疗来消除偏头痛发作。如果不进行急性期治疗，偏头痛发作会导致严重的残疾。根据世界卫生组织（WHO）的一份报告，偏头痛在所有导致终身残疾的疾病中位列第 8。注意以下几点将提高急性期治疗的有效性。

• 治疗早期发作：与其他疼痛疾病不同，对于急性期偏头痛患者的治疗是，建议在发作早期服用药物，以增强药物治疗的效果。患者通常不顺从，他们经常认为应该忍受头痛直到它变得严重到不得不口服药物。其实，如果在头痛发作的早期服药，偏头痛的治疗往往会更有效。

• 在偏头痛急性期治疗时，一些患者可能需要不止一类药物。

• 对于个别患者，必须考虑适当的治疗方法。例如，偏头痛患者在发作时出现严重的恶心和呕吐，就需要非口服药物治疗。

• 更重要的是，应根据可使用的药物类别减少急性期药物的使用，以避免发生药物过度使用导致的头痛。当患者使用非处方药时，这一点尤其重要，因为在任何给定的时间内，他们可以使用的剂量没有限制或加以控制。

患者经常低估非处方药的用量。因此，我们总是倾向于让患者接受处方治疗，以控制服药量。每种药物的使用极限量将在其他章节中讨论。

以下 5 类药物治疗方法是急性偏头痛发作的标准治疗。

• 单纯止痛剂类：通常是一线药物，大多数患者甚至在就医之前就已经使用过这类治疗。使用这类药物的关键是恰当的剂量。单纯止痛剂类分为两种。

– 对乙酰氨基酚：这可能是偏头痛急性治疗中最安全的一种，但也可能是最无效的一种。每次治疗的剂量为 1000mg，每日最大剂量为 3000mg。就其极限剂量而言，对乙酰氨基酚每月可以使用 15~20 天。

– 非甾体抗炎药（NSAID）：这类药物可能是最常用的非处方类偏头痛药物。这类药物中最常用的种类如下：

○布洛芬：每次剂量为 400~800mg，每日最大剂量为 2400mg/d。以液体形式存在的布洛芬溶剂可能起效更快，因为它可以更快地吸收。

○萘普生钠：每次剂量为 500~550mg，每日最大剂量为 1375mg。与布洛芬相比，萘普生的优点是其半衰期较长（与布洛芬的 2 小时相比，萘普生的半衰期为 14 小时），缺点是其起效较慢。

○双氯芬酸钾：以钾盐的形式存在，它可能是治疗偏头痛最有效的非甾体抗炎药，因为它起效快，最大血浆浓度持续时间较短。剂量为每次 50 mg，最大每日剂量为 150 mg。双氯芬酸钾有不同的片剂和胶囊配方，也有口服液粉剂（所有配方均为 50mg），后者是唯一经美国食品药品监督管理局（FDA）批准用于急性偏头痛治疗的非甾体类抗炎药。

总之，非甾体抗炎药是一种常用且相对有效的偏头痛中止剂，因为它们可以以药丸形式（双氯芬酸钾、布洛芬、萘普生钠）给药，也可以注射（如酮咯酸）、溶液（双氯芬酸钾口服溶液）、栓剂（直肠吲哚美辛）或鼻喷雾剂（鼻酮咯酸）等形式给药。长期使用非甾体抗炎药的主要副作用是肾毒性和胃肠道不良反应，包括消化道溃疡。为了避免 MOH，非甾体抗炎药可以每月使用 15~20 天。

• 曲坦类：这类药物是偏头痛治疗的金标准，曲坦类药物都是选择性的 5 – 羟色胺亚型 B 和 D 受体的激动剂。在 1992 年此类药物进入市场，尽管是治疗急性偏头痛最有效的药物[25]，但这些药物并未得到充分利用。目前在美国有 7 种曲坦类药物，根据其半衰期可分为 3 类。

– 短效：舒马曲坦、利扎曲普坦、佐米曲普坦、阿莫曲普坦和依曲普坦。

– 中效：那拉曲坦。

– 长效：夫罗曲普坦。

所有 7 种曲坦类药物均以片剂的形式提供，

有些药物也有其他配方。

舒马曲坦是曲坦的原型和最古老的，在配方方面有最多的多样性。除了片剂形式外，它还可作为鼻腔喷雾剂、各种皮下注射剂和通过呼吸粉末输送装置输送的鼻腔粉末的新配方[26]。

曲坦类药物的潜在副作用主要继发于平滑肌血管收缩，包括胸部和喉部的压力、紧绷感、潮红感及感觉异常。这些副作用有时被称为曲坦感觉。

曲坦的主要禁忌证有脑血管疾病、冠状动脉疾病、周围血管疾病、不可控高血压和严重肝病。

在限量方面（为避免 MOH），曲坦类药物每月可使用 9~10 天。总之，曲坦类药物是治疗急性偏头痛最有效的药物，被认为是治疗偏头痛的金标准。

- 麦角菌制剂：麦角菌生物碱已被用于治疗偏头痛多年。尽管在美国很难获得酒石酸麦角胺口服制剂，但头痛专家常用鼻喷雾剂和以甲磺酸二氢麦角碱为形式的麦角胺注射制剂来治疗急性偏头痛。具体而言，以 D.H.E. 45 的形式静脉注射 / 输注甲磺酸二氢麦角碱是持续性急性偏头痛患者的最佳治疗方法之一。

主要的不良反应是胃肠道症状（恶心、腹部绞痛）、肢端感觉异常、胸闷和腿抽筋。除了所有的曲坦类药物禁忌证（见上文），这类药物在怀孕期间是禁忌。

- 含异甲基戊烯类药物：这些药物提供了异甲基戊烯与对乙酰氨基酚和二氯阿非那酮的组合，是治疗偏头痛的最古老的疗法之一。异甲基戊烯有时比曲坦类药物耐受性好。主要禁忌为冠状动脉疾病和缺血性脑卒中。
- 含咖啡因的止痛药：用于治疗偏头痛的含咖啡因的止痛药有 4 种配方。
  - –500mg 对乙酰氨基酚和 65mg 咖啡因的组合：可以在药店买到。
  - –250mg 对乙酰氨基酚、250mg 阿司匹林和 65mg 咖啡因的混合物：可以在药店买到。
  - – 麦角胺和咖啡因的混合物（1mg/100mg）：一种处方药，咖啡因含量较高。
  - – 对乙酰氨基酚、咖啡因、异甲氧基戊烯（325mg、20mg、65mg）：这是咖啡因含量最低的处方药。

有一种含咖啡因的布他比妥的合成药物，在美国市场上可以买到，不过有时被处方用于急性期的偏头痛治疗，但这些药物从未被批准用于偏头痛治疗。由于患者极有可能对药物产生依赖性和发展为药物过度使用（反弹性）头痛，以及报告的严重不良事件，包括突然停药导致的死亡，在任何情况下都不建议偏头痛患者使用这类药物[27–29]。

使用咖啡因药物的主要问题是过量使用咖啡因导致的反弹性头痛。当患者服用非处方药时，这一点尤为重要，在这种情况下，很难控制患者使用这种药物的天数。在临床中，大多数患者在三级头痛诊所就诊并使用非处方咖啡因止痛剂，他们都患有 MOH。因此，我们通常不推荐这类药物作为偏头痛的常规治疗方法。

有时可以用作控制急性偏头痛的其他药物如下[30]。

- 抗多巴胺能止吐药，特别是氯丙嗪和甲氧氯普胺，它们主要用于偏头痛患者的非甾体抗炎药或曲坦类药物的辅助治疗。静脉注射这些药物是在急诊科就诊的偏头痛患者治疗方案的一部分。
- 类固醇：口服和静脉注射经常被用于偏头痛患者。
- 丙戊酸钠：在一些小样本的研究中，静脉注射这种抗癫痫药对偏头痛的急性治疗是有效的。
- 镁：静脉注射硫酸镁对偏头痛患者效果不确定。
- 阿片类镇痛药：由于高依赖风险和潜在

的 MOH 进展，这类药物的使用应限于有明显禁忌证或对上述 5 类治疗均无反应的患者。一般来说，我们不建议偏头痛患者使用阿片类药物。如果要使用这类药物，则必须限制每月最多使用 5 天，以减少发生 MOH 的概率。

## 预防性治疗

根据头痛发作的频率，一些偏头痛患者也需要预防性治疗来减少偏头痛发作的频率（有时甚至是强度）。预防性治疗用于减少偏头痛发作的频率、持续时间及严重程度。

此外，使用预防性治疗可能会增强对急性期治疗的反应，提高患者的功能，减少与头痛相关的残疾[31]，并降低医疗费用[32]。

如果在 3 个月内将偏头痛发作强度、频率或头痛天数减少至少 50%，则认为预防性偏头痛药物是成功的。研究表明，预防性偏头痛药物没有得到充分利用，目前只有 13% 的偏头痛患者使用预防性治疗。

预防偏头痛常用的三大类药物如下[33]。

- 抗抑郁药：三环类抗抑郁药（主要是阿米替林和去甲替林）和 5 - 羟色胺 - 非肾上腺素再摄取抑制剂（主要是文拉法辛）是这类药物中最常用的药物。
- 抗高血压药：β 受体阻滞剂（特别是普萘洛尔、纳多洛尔和噻莫洛尔）、钙通道阻滞剂（维拉帕米、氟桂利嗪）和最近常用的血管紧张素受体拮抗剂（坎地沙坦）。
- 抗癫痫药：托吡酯、丙戊酸钠和加巴喷丁是这类药物中最常用的药物。

有时用作预防治疗的其他药剂和药物包括草药（如百他酸）、天然补充剂（镁）和维生素（核黄素）。

使用预防性治疗的关键是缓慢滴定和使用正确的（靶）剂量。

使用预防性治疗的一个主要限制是不良事件的发展加上药物相互作用的可能性[34]。由于这些局限性，偏头痛的非药物（手术）治疗一直是偏头痛患者常用的治疗方法。偏头痛最常见的治疗方法如下所述。

## A 型肉毒杆菌毒素注射剂

A 型肉毒杆菌毒素（BT-A）一直被用于治疗不同类型的头痛疾病。然而，在两项名为 PREEMPT（评估偏头痛预防治疗的三期研究）的大型多中心研究试验之后[35, 36]，它被 FDA 批准用于治疗慢性偏头痛。

将 BT-A 注射到不同的肌肉群中。

BT-A 常用的 3 种注射方法如下。

- 固定部位、固定剂量法：该方法使用对称的注射部位和预定的剂量，在 7 个特定头颈部肌肉组的 31 个注射部位给予 155 单位的 BT-A，如表 2.1 所示。
- 随痛法：通常采用不对称注射，根据患者感觉疼痛的部位，以及检查者触诊肌肉时引起的疼痛和压痛调整部位和剂量。
- 联合法：固定部位、固定剂量注射，辅以疼痛部位的补充注射。

## 周围神经阻滞

周围神经阻滞（PNB）是目前最为广泛接受的治疗各类疼痛（包括偏头痛）的方法之一。根据患者的症状和表现，医生可以准确地定位相应

**表 2.1　固定部位、固定剂量 A 类肉毒杆菌毒素注射治疗慢性偏头痛的方法**

| 头颈部肌肉 | 每部位肌肉注射的剂量和数量 |
|---|---|
| 额肌 | 在 4 个位点注射 20 个单位 |
| 皱眉肌 | 在 2 个位点注射 10 个单位 |
| 降眉间肌 | 在 1 个位点注射 5 个单位 |
| 颞肌 | 在 8 个位点注射 40 个单位 |
| 枕肌 | 在 6 个位点注射 30 个单位 |
| 颈部椎旁肌 | 在 4 个位点注射 20 个单位 |
| 斜方肌 | 在 6 个位点注射 30 个单位 |
| 总剂量 | 在 31 个位点注射 155 个单位 |

的周围神经。偏头痛中最常见的阻滞神经有枕大神经、枕小神经、耳颞神经、颧颞神经、眶上神经和滑车上神经。不太常见的阻滞位点是耳后神经和第三枕神经。阻滞也可用局部麻醉药（利多卡因、布比卡因）来实施。一些医生认为在局部麻醉药中加入类固醇会延长阻滞的持续时间；然而，在局部麻醉药中加入类固醇，至少在偏头痛患者中，还没有被证明是有效的[38]。

### 神经调节

不同的神经调节装置已经被使用，一些用于治疗原发性头痛疾病的装置正在研制中，在未来还会有更多的装置面世。

在这里，我们提到一些最常用的神经调节装置。

- 周围神经刺激：Cefaly 设备（Cefaly Technology，Grâce-Hollogne，比利时）可对眶上神经进行经皮电刺激，该设备获得 FDA 批准。
- 经颅直流电刺激：经颅直流电刺激可以通过使用非侵入性便携式设备进行阳极（激活）或阴极（抑制）刺激来调节皮层活动。
- 经颅磁刺激：经颅磁刺激（TMS）是一种非侵入性技术，利用波动磁场在大脑皮层的靶区诱导电流。Spring TMS（eNeura Inc.，Sunnyvale，CA）是一种便携式单脉冲设备，在美国被批准用于先驱性偏头痛的急性治疗，但在欧洲，它被批准用于流产和预防性偏头痛治疗。
- 无创迷走神经刺激：伽马核设备（electroCore LLC，Basking Ridge，NJ）是一种手持设备，可提供迷走神经颈支经皮刺激。

### 即将出现的新药

目前，正在研发的最新药物是针对 CGRP 的人源化单克隆抗体。这些单克隆抗体的研制是针对 CGRP 及其受体的。就偏头痛患者的疗效而言，这类药物似乎是目前正在研制的最有希望的药物。然而，这些药物长期的安全性可能是限制其投入市场的最主要因素。

### 外科治疗

有证据表明，偏头痛，特别是顽固性和慢性偏头痛，治疗方法是有限的。触发点失活手术是一种极具前景且副作用最小的有效手术方法。这种方法由 Guyuron 发明，其疗效已经经过十多年验证，将在本书中进行广泛讨论。

## 参考文献

[1] Steiner TJ, Gretchen L, Birbeck GL, Jensen RH, Katsarava Z, Stovner LJ, Martelletti P. Headache disorders are third cause of disability worldwide. J Headache Pain 2015;16:58

[2] Gibbs TS, Fleischer AB Jr, Feldman SR, Sam MC, O'Donovan CA. Health care utilization in patients with migraine: demographics and patterns of care in the ambulatory setting. Headache 2003;43(4):330–335

[3] GBD 2016 Disease and Injury Incidence and Prevalence Collaborators. Global, regional, and national incidence, prevalence, and years lived with disability for 328 diseases and injuries for 195 countries, 1990–2016: a systematic analysis for the Global Burden of Disease Study 2016. Lancet 2017; 390(10100):1211–1259

[4] Steiner TJ, Stovner LJ, Birbeck GL. Migraine: the seventh disabler. Cephalalgia 2013;33(5):289–290

[5] Lipton RB, Bigal ME, Diamond M, Freitag F, Reed ML, Stewart WF; AMPP Advisory Group. Migraine prevalence, disease burden, and the need for preventive therapy. Neurology 2007;68(5):343–349

[6] Lipton RB, Stewart WF, Scher AI. Epidemiology and economic impact of migraine. Curr Med Res Opin 2001;17(Suppl 1):s4–s12

[7] Miller S, Matharu MS. Migraine is underdiagnosed and undertreated. Practitioner 2014;258(1774): 19–24, 2–3

[8] Minen MT, Loder E, Tishler L, Silbersweig D. Migraine diagnosis and treatment: a knowledge and needs assessment among primary care providers. Cephalalgia 2016;36(4):358–370

[9] Miller VA. Misunderstood and misdiagnosed: the agony of migraine headache. Adv Nurse Pract 2005;13(10):55–56, 58–60, 62

[10] Hawkins K, Wang S, Rupnow MF. Indirect cost burden of migraine in the United States. J Occup Environ Med 2007;49(4):368–374

[11] Hawkins K, Wang S, Rupnow M. Direct cost burden among insured US employees with migraine. Headache 2008;48(4):553–563

[12] Uddman R, Edvinsson L, Ekman R, Kingman T, McCulloch J. Innervation of the feline cerebral vasculature by nerve fibers containing calcitonin gene-related peptide: trigeminal origin and co-existence with

substance P. Neurosci Lett 1985;62(1):131–136
[13] Liu Y, Broman J, Edvinsson L. Central projections of sensory innervation of the rat superior sagittal sinus. Neuroscience 2004;129(2):431–437
[14] Durham PL. Diverse physiological roles of calcitonin gene-related peptide in migraine pathology: modulation of neuronal-glial-immune cells to promote peripheral and central sensitization. Curr Pain Headache Rep 2016;20(8):48
[15] Strassman AM, Raymond SA, Burstein R. Sensitization of meningeal sensory neurons and the origin of headaches. Nature 1996;384(6609):560–564
[16] Kelman L. The postdrome of the acute migraine attack. Cephalalgia 2006;26(2):214–220
[17] Kelman L, Tanis D. The relationship between migraine pain and other associated symptoms. Cephalalgia 2006;26(5):548–553
[18] Schoonman GG, Evers DJ, Terwindt GM, van Dijk JG, Ferrari MD. The prevalence of premonitory symptoms in migraine: a questionnaire study in 461 patients. Cephalalgia 2006;26(10):1209–1213
[19] Headache Classification Committee of the International Headache Society (IHS). The International Classification of Headache Disorders. 3rd edition (beta version). Cephalalgia 2013;33(9):629–808
[20] Natoli JL, Manack A, Dean B, et al. Global prevalence of chronic migraine: a systematic review. Cephalalgia 2010;30(5):599–609
[21] Bigal ME, Serrano D, Reed M, Lipton RB. Chronic migraine in the population: burden, diagnosis, and satisfaction with treatment. Neurology 2008;71(8):559–566
[22] Dodick DW. Clinical practice. Chronic daily headache. N Engl J Med 2006;354(2):158–165
[23] Vos T, Flaxman AD, Naghavi M, et al. Years lived with disability (YLDs) for 1160 sequelae of 289 diseases and injuries 1990-2010: a systematic analysis for the Global Burden of Disease Study 2010. Lancet 2012;380(9859):2163–2196
[24] Depomed, Inc. CAMBIA: Acute Migraine Treatment. Newark, CA: Depomed, Inc.; 2016
[25] Ferrari MD, Roon KI, Lipton RB, Goadsby PJ. Oral triptans (serotonin 5-HT(1B/1D) agonists) in acute migraine treatment: a meta-analysis of 53 trials. Lancet 2001;358(9294):1668–1675
[26] Avanir Pharmaceuticals Inc. ONZETRA® Xsail® (sumatriptan nasal powder): US prescribing information.2016. Available at:https://www.onzetra.com. Accessed September 8, 2016/eref
[27] Feeney R. Medication overuse headache due to butalbital, acetaminophen, and caffeine tablets. J Pain Palliat Care Pharmacother 2016;30(2):148–149
[28] Tfelt-Hansen PC, Diener HC. Why should American headache and migraine patients still be treated with butalbital-containing medicine? Headache 2012;52(4):672–674
[29] Romero CE, Baron JD, Knox AP, Hinchey JA, Ropper AH. Barbiturate withdrawal following Internet purchase of Fioricet. Arch Neurol 2004;61(7):1111–1112
[30] Tepper SJ, Spears RC. Acute treatment of migraine. Neurol Clin 2009;27(2):417–427
[31] Lipton RB, Silberstein SD. Why study the comorbidity of migraine? Neurology 1994;44(10, Suppl 7):S4–S5
[32] Silberstein SD, Winner PK, Chmiel JJ. Migraine preventive medication reduces resource utilization. Headache 2003;43(3):171–178
[33] Lipton RB, Diamond M, Freitag F, et al. Migraine prevention patterns in a community sample: results from American migraine prevalence and prevention (AMPP)study. Headache 2005;45:792–793
[34] Ansari H, Ziad S. Drug-drug interactions in headache medicine. Headache 2016;56(7):1241–1248
[35] Aurora SK, Dodick DW, Turkel CC, et al; PREEMPT 1 Chronic Migraine Study Group. Onabotulinum toxin A for treatment of chronic migraine: results from the double-blind, randomized, placebo-controlled phase of the PREEMPT 1 trial. Cephalalgia 2010;30(7): 793–803
[36] Diener HC, Dodick DW, Aurora SK, et al; PREEMPT 2 Chronic Migraine Study Group. OnabotulinumtoxinA for treatment of chronic migraine: results from the double-blind, randomized, placebo-controlled phase of the PREEMPT 2 trial. Cephalalgia 2010;30(7): 804–814
[37] Ashkenazi A, Levin M, Dodick DW. Peripheral procedures: nerve blocks, peripheral neurostimulation and botulinum neurotoxin injections. In: Silberstein SD, Lipton RB, Dodick DW, eds. Wolff's Headache and Other Head Pain. New York, NY: Oxford University Press;2007:767–792
[38] Ashkenazi A, Matro R, Shaw JW, Abbas MA, Silberstein SD. Greater occipital nerve block using local anaesthetics alone or with triamcinolone for transformed migraine: a randomised comparative study. J Neurol Neurosurg Psychiatry 2008;79(4):415–417
[39] Schuster NM, Rapoport AM. New strategies for the treatment and prevention of primary headache disorders. Nat Rev Neurol 2016;12(11):635–650
[40] Guyuron B. Surgical management of migraine headaches.In: Achauer BM, Eriksson E, Guyuron B, Coleman JJ III, Russell RC, Vander Kolk CA, eds.Plastic Surgery: Indications, Operations, and Outcomes. St. Louis, Mo: Mosby;2000:281–291

# 第3章

# 额骨和枕骨触发部位的外科解剖

*Jeffrey E. Janis，Ibrahim Khansa*

## 要 点

- 额叶触发点包括眶上神经（SON）和滑车上神经（STN）。两根神经都来自额神经，额神经是三叉神经（V1）的眼支中最大的分支。
- 83% 的人存在眶上切迹，27% 存在眶上孔，10% 两者都有。
- 眶上切迹处出现筋膜带的概率为 86%。
- 当存在眶上孔时，它位于中线外侧平均 31mm 处[1]，不过这个位置不恒定，即使在一个人的两侧都可以是不对称的。
- 通过眶上切迹或眶上孔后，SON 分为深支和浅支。深支位于内侧角膜缘垂直线外侧约 0.56 mm 处。
- 眶上神经（SON）深支易受侧下方压迫。
- 当入颅时，SON 的一个或两个分支直接穿过皱眉肌（CSM）的个体占 78%。
- 眶上动脉位于 SON 的内侧。
- STN 通常在轮匝肌后脂肪区分为两支。
- 与 SON 类似，STN 的一个或两个分支可以穿过 CSM，CSM 包含一个潜在的 STN 的压缩点或触发点。
- 在 84% 的个体中，STN 的两个分支均在中线外侧 18.8 mm 处进入 CSM，在中线外侧 19.6 mm 处出 CSM，在眶上缘 15 mm 处入颅[2]。
- 枕部触发点由 3 组神经组成，构成 3 个不同的触发点，一组位于枕后中线内侧（第三枕神经），一组位于中线外侧约 1.5 cm（枕大神经）；另一组位于靠近枕发际线的外侧（枕小神经）。
- 枕动脉可在 6 个部位受到压迫或刺激。
- 枕大神经（GON）经下斜肌下缘穿行，在此肌肉和神经之间的筋膜带构成了枕大神经的第 1 个潜在的压迫点。
- 位于头半棘肌深部（下表面）的 GON 入口是第 2 个潜在的压迫点，其位于枕突粗隆外侧 17.5 mm 和尾端 59.7 mm。
- 从头半棘肌浅部出现的 GON 是第 3 个潜在的压迫点，其位于 EOP 外侧 15.5 mm 和尾侧 34.5 mm。
- GON 继续向头端走行，进入斜方肌，即第 4 个潜在的压迫点[3]。
- GON 从斜方肌肌腱进入白线处出现，位于 EOP 外侧 37.1 mm 和尾部 4.4 mm，这是第 5 个潜在的压迫点[3]。
- 54%~64% 的人 GON 与枕动脉相交[4, 5]，这个交点构成了第 6 个潜在的压迫点。
- 枕小神经出现在胸锁乳突肌后缘周围（86.7%）[6]或穿过肌肉（其余 13.3%），这是第 1 个潜在的压迫点。
- 枕小神经压迫点位于中线外侧 61.3~68.9 mm，外耳道水平下方 53.2 mm。
- 枕骨小神经与枕骨动脉相交的比例为 55%[7]，这是第 2 个潜在的压迫点，位于中线外侧 51 mm 和外耳道尾侧 20 mm 处。

## 引言

额部和枕部触发点在解剖学上已被广泛研究，因为它涉及偏头痛发作的触发点。每一个部位都包括几个潜在的触发点，这些触发点提示了可能与感觉神经相互作用产生头痛症状的各种结构，包括肌肉、骨骼、筋膜和血管。本章详细描述了眶上神经、滑车上神经、枕大神经、第三枕神经和枕小神经（LON）的解剖，包括所有已知的压迫点和激惹点。

## 额部触发部位

额部触发部位包括眶上神经（SON）和滑车上神经（STN）。两根神经都起源于额神经，额神经是三叉神经（V1）的眼分支中最大的分支。其他的触发部位还包括肌肉，特别是上睑皱肌、上睑近端肌和降眉肌，以及骨骼、筋膜和血管。

### 眶上神经

眶上神经可以通过眶上缘的切迹或眶上孔离开眼眶，而这个切迹或孔构成了眶上神经的第1个潜在的压迫点。Fallucco 等发现，人的眶上切迹比眶上孔更容易出现（83% 的人有眶上切迹，27% 的人有眶上孔，10% 的人两者都有）[2]。在另一项解剖研究中，Webster 等发现 50% 的人有双侧眶上切迹，25% 的人有双侧眶上孔，25% 的人一侧有切迹，对侧有孔[8]。眶上切迹出现时，它位于中线外侧平均 25mm 处[9]。86% 的个体存在筋膜带。Fallucco 等将这些筋膜带分为 3 种类型[2]：Ⅰ型筋膜带（51.2%）由一个位于切口尾部边缘的筋膜带组成。Ⅱ型带（30.2%）由细小的骨连接和位于切迹尾部边缘的筋膜带组成。Ⅲ型带（18.6%）由切迹内的骨隔片组成，使神经血管分隔成多束（图 3.1）。当眶上孔存在时，它位于中线外侧平均 31mm 处[1]，不过这个位置是不一致的，甚至在一个人的两侧都可以是不对称的。孔的位置也因性别（男性更偏向外侧）[10] 和种族（黑人更偏向外侧）而异。

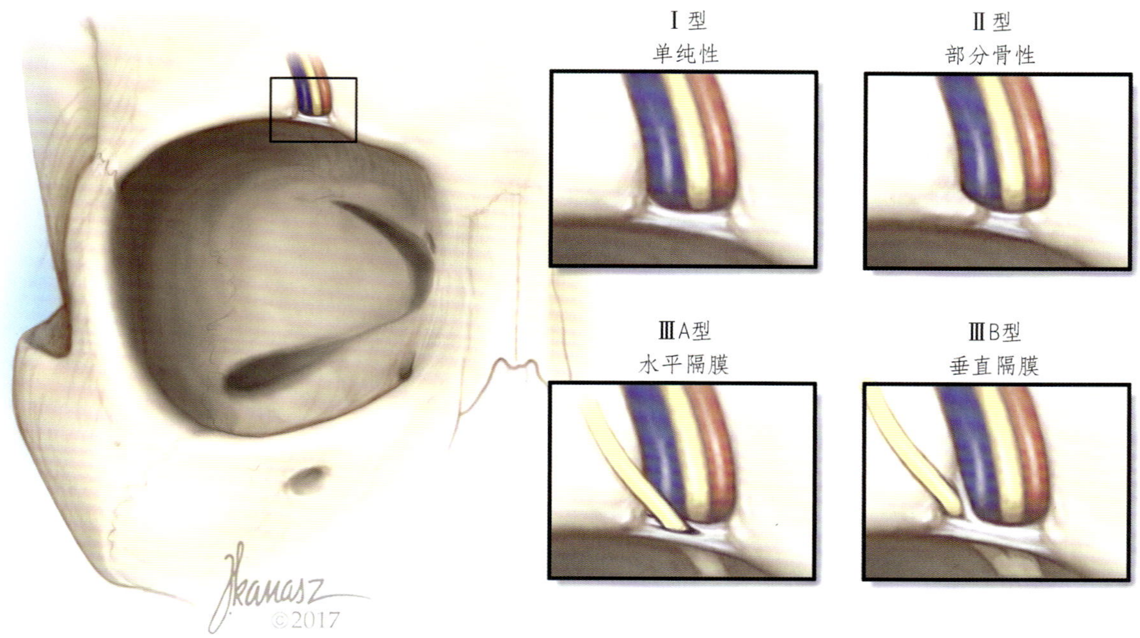


图 3.1　眶上切迹筋膜带类型。

经眶上切迹或眶上孔后，眶上神经分为深支和浅支。深支穿过角膜内侧缘垂直线外侧约 0.56 mm 处[12]。这两个分支可能会在多个点上与皱眉肌（CSM）相互作用，准确了解 CSM 的位置和形态对于实现充分的化学神经失支配或手术切除该肌肉很必要。在横切面上，CSM 从外侧约 3mm 到垂直中线延伸到距眶外侧缘约 85% 的距离。CSM 尖部位于鼻窦和眶外侧缘水平平面上方约 33mm 处（图 3.2）[13]。

CSM 的下边界被一层脂肪垫包裹[14]，由于这种脂肪垫的保护，神经受到压迫的可能较小。然而，在下外侧，CSM 与眼轮匝肌交叉，而 SON 的深支由于反复的肌肉收缩更容易受到压迫[13]。当 SON 深支从骨膜上的牢固黏附位置改变方向至较浅平面时，会产生额外的潜在压迫点，导致神经扭曲[13]。

78% 的个体，当 SON 入颅时，SON 的一个或两个分支直接穿过 CSM[13, 15]。Janis 等研究了 SON 与 CSM 之间的分支模式，他们确定了 4 种模式。Ⅰ型（40%）：SON 的深分支（SON–D）穿过 CSM。Ⅱ型（34%）：在 SON 的浅分支（SON–S）和 SON–D 均穿过 CSM。Ⅲ型（4%）：SON–S 穿过 CSM。Ⅳ型（22%）：SON–D 或 SON–S 均不穿过 CSM（图 3.3）。

在靠近头端的位置，CSM 的水平纤维与额肌的垂直纤维相互交叉，那些相对的肌肉力量可能会对 SON 的一个或两个分支施加扭矩，导致压迫[15]。

在穿过或深入 CSM 后，SON–D 在颅骨腱膜和骨膜之间分布，为额顶部头皮提供感觉神经支配。SON–S 分为多个较小的分支，穿透额肌，然后到达前额外侧的皮下组织和皮肤[15, 16]。眶上动脉与 SON 伴行，通常位于其内侧。

## 滑车上神经（STN）

STN 通过位于中线外侧 16~23mm 的切迹或孔出眶，比 SON 的出眶点更偏内侧[17]，但孔非常罕见。与 SON 不同，这个切迹或孔很少构成 STN 潜在的压迫点。

STN 通常在轮匝肌后脂肪区分成两个分支。与 SON 类似，STN 的一个或两个分支可以穿过 CSM，这是 STN 的第 2 个潜在压缩点。在 84% 的个体中，STN 的两个分支均在中线外侧 18.8 mm 处进入 CSM，在中线外侧 19.6 mm 处穿出，在颅眶上缘 15 mm 出颅[18]。4% 的人 STN 的一个分支穿过 CSM，而另一个分支穿行至肌肉深面，12% 的人 STN 的两个分支均在 CSM 深面，而没有一个分支穿过它（图 3.4）。

与 SON 相似，STN 的分支也可能被水平的 CSM 纤维和垂直的额肌纤维间形成的交叉压

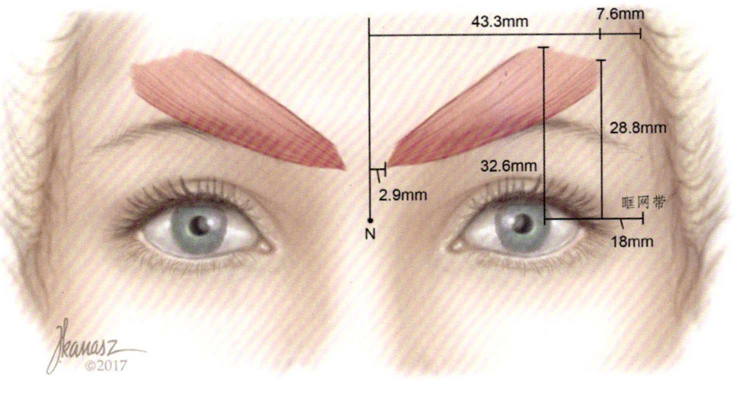


**图 3.2**　眉皱肌解剖位置示意图。

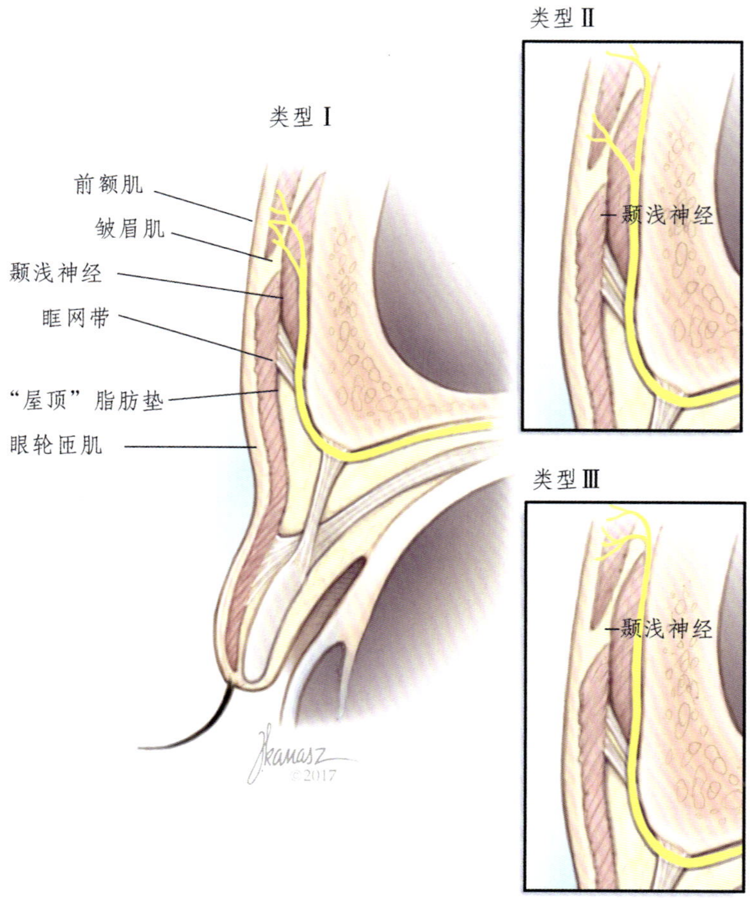


**图 3.3** 眶上神经分支与皱眉肌的相互关系示意图。

迫[15]。穿过或深入 CSM 后，STN 的分支穿过额肌，为前额中线位置的皮下组织和皮肤提供感觉神经支配。上滑车伴 STN。

## 枕部触发部位

枕部触发部位由 3 组神经组成，分别位于后中线内侧（第三枕神经）、中线外侧约 1.5 cm（枕大神经）和枕部外侧发际线（第三枕神经）。枕大神经（GON）起源于 C2 脊神经背侧支[19]，第三枕神经起源于 C3 脊神经背侧支[6]。LON 起源于 C2 和 C3 脊神经腹侧支[6]。

### 枕大神经

枕大神经（GON）一直被人们广泛研究，其是 2004 年首个被关注导致偏头痛的周围神经[20]。由于人们对此神经进行充分减压后效果不佳，因此临床医生进行了进一步的研究，他们发现有 6 个不同的 GON 压迫点，而不是只有 1 个[3]。

从 C2 脊神经背侧支出来后，GON 沿着尾侧、后侧和外侧的方向走行，环绕 C2 脊神经的下缘下斜肌，肌肉和神经之间的筋膜带构成 GON 的第 1 个潜在压迫点。这个压迫点位于中线旁 20.1 mm 和枕外隆凸（EOP）尾侧 77.4 mm（图 3.5）[3]。

神经继续向头侧方向延伸，位于下斜肌表面，头半棘肌深面。它穿过头半棘肌，并在 90% 的个体中由深入浅[21]。GON 在头半棘肌深面（下表面）的入口处是第 2 个潜在的压迫点，其位于 EOP 外侧 17.5 mm，尾侧 59.7 mm。从头半棘肌表面出现的 GON 构成第 3 个潜在的压迫点，位于 EOP 侧位

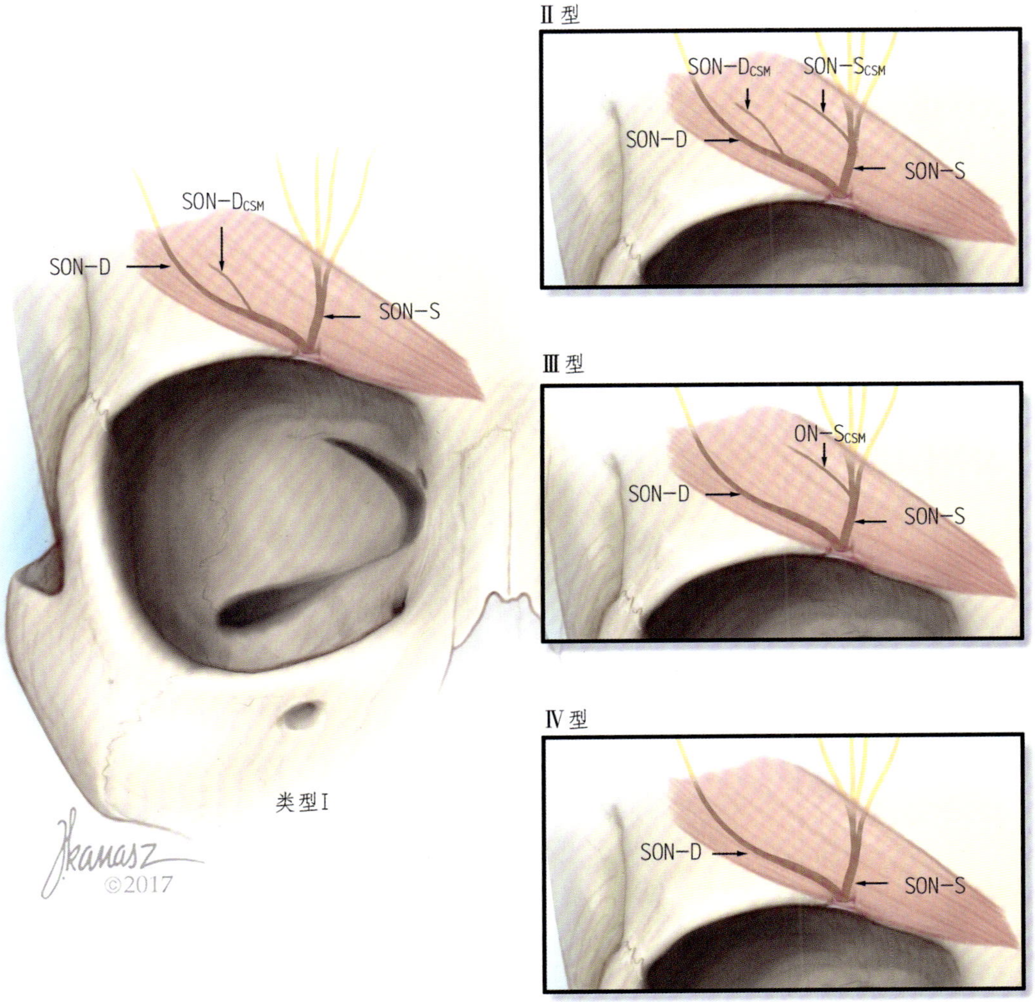


**图 3.4**　滑车上神经分支与皱眉肌关系。SON-S, 眶上神经浅部分支；SON-S$_{CSM}$, 眶上神经浅部分支穿过皱眉肌；SON-D, 眶上神经深部分支；SON-D$_{CSM}$, 眶上神经深部分支穿过皱眉肌。

15.5 mm，尾位 34.5 mm。其他作者也证实了这个重要的压迫点的大致位置，即在 EOP 侧方 1.5 cm 和尾侧 3 cm 处[21, 22]。

接着 GON 继续深入斜方肌下方，然后进入 EOP 外侧 24mm 和尾侧 21mm 的肌肉深层。这个进入斜方肌的入口，被称为斜方肌隧道，构成了第 4 个潜在的压迫点[3]。

然后，GON 从斜方肌肌腱穿行处进入上项线，其位于 EOP 外侧 37.1 mm 和尾部 4.4 mm，这是第 5 个潜在的压迫点[3]。

54%~64% 的个体，GON 与枕动脉相交[4, 5]，这个交点构成了第 6 个潜在的压迫点。这个压迫点变化很大，甚至可能发生在第 5 个压迫点附近。在 29.6% 的病例中，GON 与枕动脉以简单相交的形式存在，位于 EOP 外侧 30.3 mm 和尾侧 10.7 mm。在其他 70.4% 的个体中，这种相互作用也可能以螺旋缠绕的形式出现，缠绕长度为 37.6 mm，范围为横向 25.3 ~ 42.09 mm，尾侧 1.0 ~ 24.9 mm。

Ducic 等在对活体患者和尸体进行的一项大型解剖研究中证实了 GON 从头半棘肌穿出的位

置[22]。他们还强调了GON解剖结构上的一些变异。在6.1%的个体中，头半棘肌纤维将神经分裂成两根纤维，然后在肌肉表面重新汇合。在43.9%的个体中，GON的走行是非对称的。

从斜方肌出来后，GON继续向头部移动，为后内侧头皮提供感觉支配。

## 枕小神经

在86.7%的个体中，LON出现在胸锁乳突肌（SCM）的后缘[6]，而其余13.3%的个体穿过肌肉，这构成LON的第1个潜在压迫点（图3.5）。这个压迫点位于中线外侧61.3~68.9mm，外耳道水平下方53.2mm。

然后LON沿着SCM的后边界向上外侧走行。55%的LON会与枕动脉相交[7]，这是第2个潜在的压迫点，位于中线外侧51mm和外耳道尾侧20mm。其中82%的病例包含1个简单的插入点。其余18%包含1个LON和枕动脉之间的螺旋缠绕[6]。

20%的人有第3个压迫点，其包含一个位于中线外侧47mm和外耳道下方13.1 mm的筋膜带[7]。神经分支进入内侧，提供感觉神经支配上耳和耳后皮肤，外侧部分提供感觉神经支配外侧颈部。

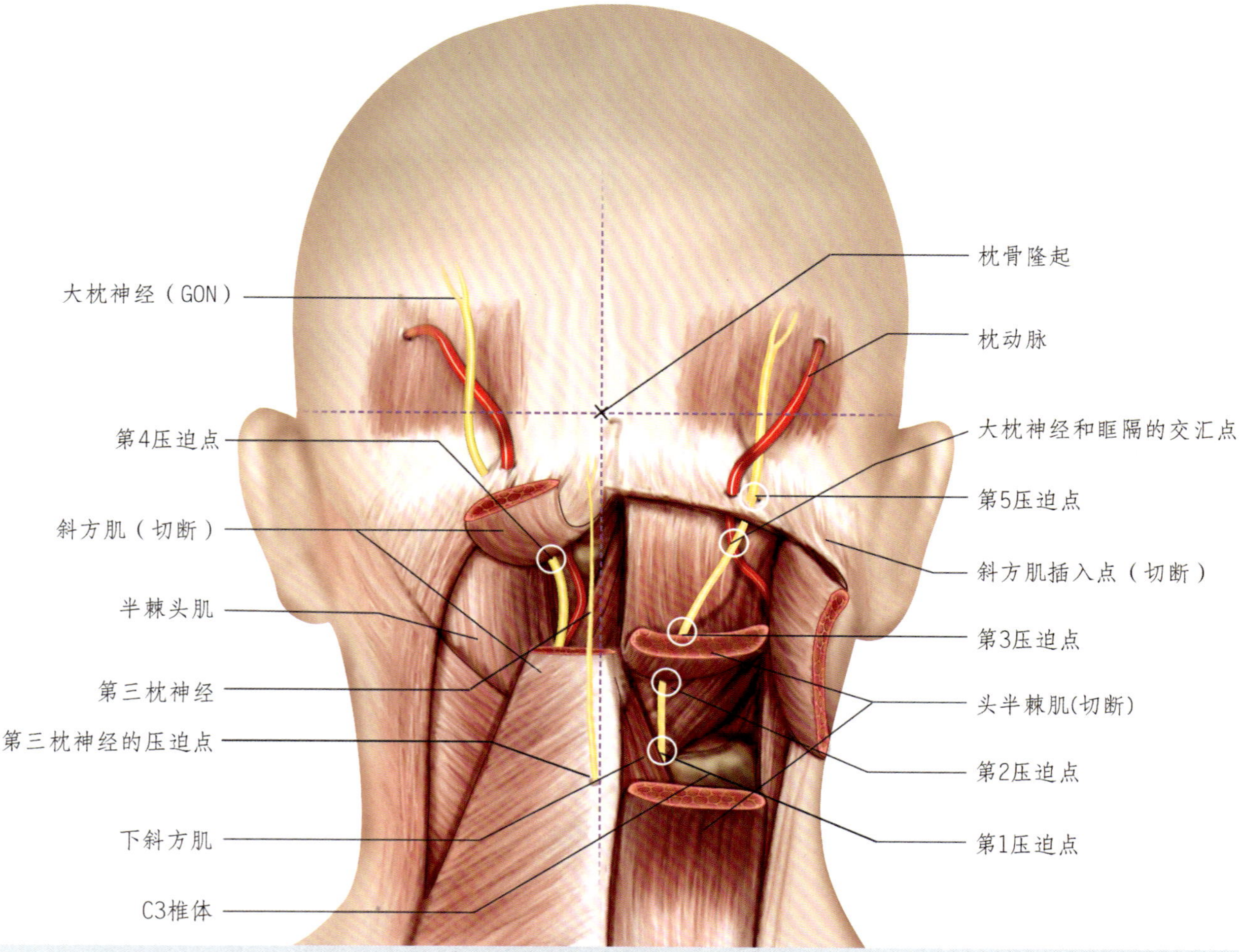


**图3.5** 枕大神经、第三神经枕神经和枕小神经的走行和压迫点。(Reproduced with permission from Khansa I, Barker JC, Janis JE. Sensory nerves of the head and neck. In: Watanabe K, Shoja MM, Loukas M, Tubbs RS, eds. Anatomical Basis of Plastic Surgery of the Head and Neck. New York, NY: Thieme; 2016:86 – 100.)

## 第三枕神经

TON 位于 GON 下方，总是从头半棘肌出现。第一个潜在的压迫点位于外耳道中线外侧 13 mm 和尾侧 60 mm，或大约低于 GON 3 cm（图 3.5）[6]。这个压迫点的位置是非常多变的[23]。

穿过头半棘肌后，TON 继续向头皮后内侧和颈部走行，提供感觉神经支配。TON 与 GON 和对侧 TON 之间有若干相互联系。TON 比 GON 更细小，在更深的肌肉筋膜表面走行，没有那么多可能的压迫点。

## 结论

大量的解剖学研究已经阐明了累及额骨和枕骨触发点的神经的详细解剖。了解这些神经的精确走行和潜在的压迫点是充分和有效减压手术的必要条件。

## 参考文献


[1] Beer GM, Putz R, Mager K, Schumacher M, Keil W. Variations of the frontal exit of the supraorbital nerve: an anatomic study. Plast Reconstr Surg 1998;102(2):334–341

[2] Fallucco M, Janis JE, Hagan RR. The anatomical morphology of the supraorbital notch: clinical relevance to the surgical treatment of migraine headaches. Plast Reconstr Surg 2012;130(6):1227–1233

[3] Janis JE, Hatef DA, Ducic I, et al. The anatomy of the greater occipital nerve: part II. Compression point topography. Plast Reconstr Surg 2010;126(5):1563–1572

[4] Janis JE, Hatef DA, Reece EM, McCluskey PD, Schaub TA, Guyuron B. Neurovascular compression of the greater occipital nerve: implications for migraine headaches. Plast Reconstr Surg 2010;126(6):1996–2001

[5] Junewicz A, Katira K, Guyuron B. Intraoperative anatomical variations during greater occipital nerve decompression. J Plast Reconstr Aesthet Surg 2013;66(10):1340–1345

[6] Dash KS, Janis JE, Guyuron B. The lesser and third occipital nerves and migraine headaches. Plast Reconstr Surg 2005;115(6):1752–1758, discussion 1759–1760

[7] Lee M, Brown M, Chepla K, et al. An anatomical study of the lesser occipital nerve and its potential compression points: implications for surgical treatment of migraine headaches. Plast Reconstr Surg 2013;132(6):1551–1556

[8] Webster RC, Gaunt JM, Hamdan US, Fuleihan NS, Giandello PR, Smith RC. Supraorbital and supratrochlear notches and foramina: anatomical variations and surgical relevance. Laryngoscope 1986;96(3):311–315

[9] Saylam C, Ozer MA, Ozek C, Gurler T. Anatomical variations of the frontal and supraorbital transcranial passages. J Craniofac Surg 2003;14(1):10–12

[10] Agthong S, Huanmanop T, Chentanez V. Anatomical variations of the supraorbital, infraorbital, and mental foramina related to gender and side. J Oral Maxillofac Surg 2005;63(6):800–804

[11] Cutright B, Quillopa N, Schubert W. An anthropometric analysis of the key foramina for maxillofacial surgery. J Oral Maxillofac Surg 2003;61(3):354–357

[12] Cuzalina AL, Holmes JD. A simple and reliable landmark for identification of the supraorbital nerve in surgery of the forehead: an in vivo anatomical study. J Oral Maxillofac Surg 2005;63(1):25–27

[13] Janis JE, Ghavami A, Lemmon JA, Leedy JE, Guyuron B. Anatomy of the corrugator supercilii muscle: part I. Corrugator topography. Plast Reconstr Surg 2007;120(6):1647–1653

[14] Knize DM. Muscles that act on glabellar skin: a closer look. Plast Reconstr Surg 2000;105(1):350–361

[15] Janis JE, Ghavami A, Lemmon JA, Leedy JE, Guyuron B. The anatomy of the corrugator supercilii muscle: part II. Supraorbital nerve branching patterns. Plast Reconstr Surg 2008;121(1):233–240

[16] Knize DM. Transpalpebral approach to the corrugator supercilii and procerus muscles. Plast Reconstr Surg 1995;95(1):52–60, discussion 61–62

[17] Miller TA, Rudkin G, Honig M, Elahi M, Adams J. Lateral subcutaneous brow lift and interbrow muscle resection: clinical experience and anatomic studies. Plast Reconstr Surg 2000;105(3):1120–1127, discussion 1128

[18] Janis JE, Hatef DA, Hagan R, et al. Anatomy of the supratrochlear nerve: implications for the surgical treatment of migraine headaches. Plast Reconstr Surg 2013;131(4):743–750

[19] Ducic I, Hartmann EC, Larson EE. Indications and outcomes for surgical treatment of patients with chronic migraine headaches caused by occipital neuralgia. Plast Reconstr Surg 2009;123(5):1453–1461

[20] Mosser SW, Guyuron B, Janis JE. Rohrich RJ. The anatomy of the greater occipital nerve: implications for the etiology of migraine headaches. Plast Reconstr Surg 2004;113(2):693–697, discussion 698–700

[21] Bovim G, Bonamico L, Fredriksen TA, Lindboe CF, Stolt-Nielsen A, Sjaastad O. Topographic variations in the peripheral course of the greater occipital nerve. Autopsy study with clinical correlations. Spine 1991;16(4):475–478

[22] Ducic I, Moriarty M, Al-Attar A. Anatomical variations of the occipital nerves: implications for the treatment of chronic headaches. Plast Reconstr Surg 2009;123(3):859–863, discussion 864

[23] Tubbs RS, Mortazavi MM, Loukas M, et al. Anatomical study of the third occipital nerve and its potential role in occipital headache/neck pain following midline dissections of the craniocervical junction. J Neurosurg Spine 2011;15(1):71–75

# 第 4 章

# 颞部偏头痛的外科解剖学研究

*Ali Totonchi*

**要 点**

- 三叉神经节是面部大部分（包括颞区）感觉供应的主要来源。
- 三叉神经上颌支经圆孔出颅进入翼腭窝。
- 三叉神经上颌支走行至翼腭神经节后，分为眶下神经和颧神经。
- 颧神经走行方向向眶外侧壁偏移，分为颧颞支和颧面支。
- 颞部和颧骨区域的感觉支配由三叉神经颧颞支（ZTBTN）和耳颞神经支供应。
- 在眶内，颧神经分为颧颞支和颧面支，这两条神经均穿过颧骨。
- ZTBTN 进入颞窝深处至颞肌。
- 进入颞窝后，ZTBTN 向肌肉表面前行，穿透颞深筋膜。
- ZTBTN 在外眦外侧 16~17mm，后方 6.5 mm 穿出颞深筋膜。
- 在 50% 的研究样本中，ZTBTN 不在肌肉内穿行。
- 耳颞神经从下颌主干出卵圆孔后分支。
- 出孔后，神经分成两支，绕过中脑膜动脉，然后在腭张肌表面的翼外侧肌下方汇合。
- 耳颞神经穿过蝶下颌韧带和下颌骨颈部，然后从颞下颌关节的后外侧延伸，到达腮腺的上方。
- 耳颞神经在尾侧颞顶筋膜浅表行进，在头侧沿皮下组织行进。
- 在颞区，神经分为前支和后支，并伴有颞浅动脉和静脉。
- 三叉神经前支和 ZTBTN 后支之间有分水岭效应。

## 引言

颞区是偏头痛最常见的触发部位之一。自 21 世纪初引入偏头痛手术以来，我们对这一区域的神经系统解剖及其对偏头痛机制的理解，以及随后的偏头痛的外科治疗技术都有所发展。在颞区有一些小的感觉神经可以触发偏头痛。清楚了解软组织解剖、面部和三叉神经分支，以及安全的手术入路，对手术的成功和安全至关重要。

## 中枢神经系统解剖

三叉神经节是面部及颞区感觉供应的主要来源。三叉神经核团在脑干的分布从脑桥上部至延髓（图 4.1）。三叉神经核团包含一个相对较小的运动部分，支配咀嚼肌、下颌舌骨肌、二腹肌前腹、腭张肌和鼓膜张肌。

三叉神经核团的感觉部分是其主要部分，也就是本章主要介绍的内容。

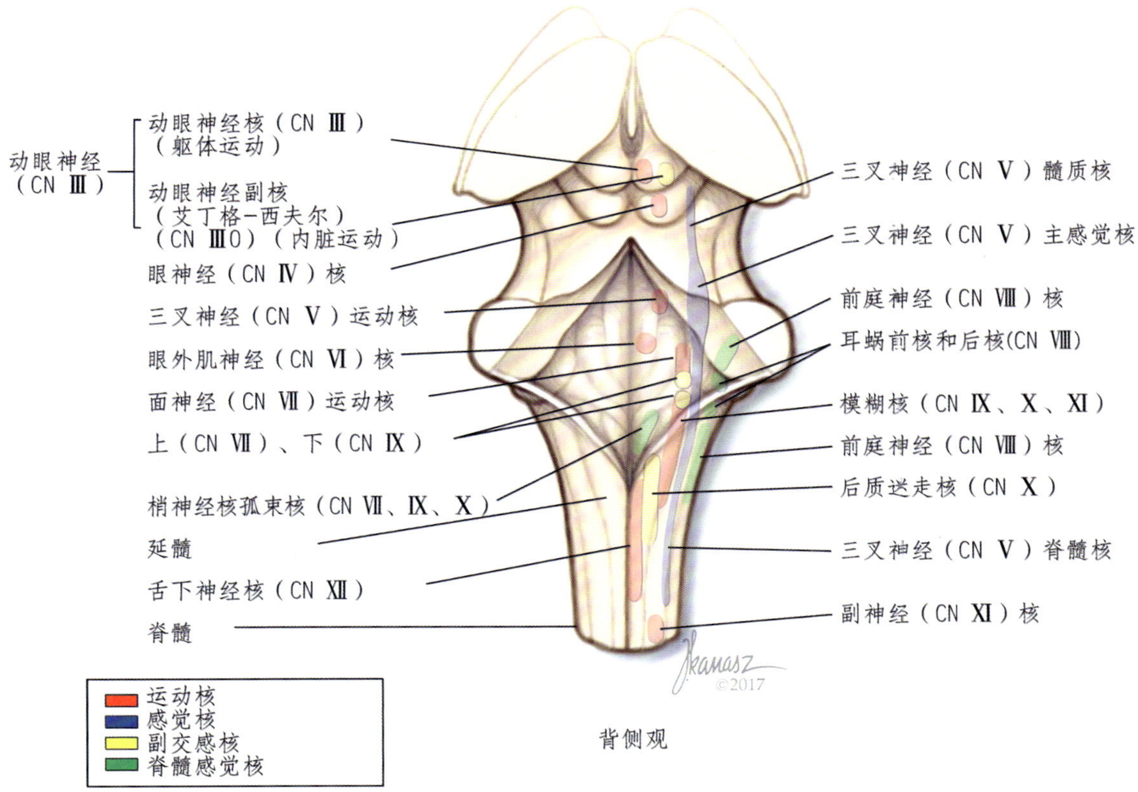


**图 4.1**　三叉神经核团。

神经以感觉束和运动束离开大脑，感觉束明显大于运动束。接下来，感觉分支进入三叉神经节，三叉神经节有 3 个分支。

- 眼神经（V1）经眶上裂出颅，继续至额神经。它也发出分支到鼻睫神经节和泪腺。

额支分为眶上神经和滑车上神经，它们从眶顶走行到眶缘。这些神经的解剖在另一章中讨论。

- 上颌神经（V2）通过圆孔离开颅骨，进入翼腭窝。在到达翼腭神经节后，分为眶下神经和颧神经。颧神经向眶外侧壁靠拢，分为颧颞支和颧面支。
- 下颌神经（V3）经颞下颌关节内侧的卵圆孔离开颅骨，分为舌神经、颊神经和下牙槽耳颞神经。

运动支也经卵圆孔离开颅骨，支配咀嚼肌。

## 颞区软组织解剖

颞肌位于颞窝，从颞窝的冠突开始穿过颧弓向头部延伸，在颞下线呈扇形附着在骨上。该肌肉由筋膜、脂肪垫和面神经颞支组成的复杂结构覆盖（图 4.2）。

最深的一层是颞深筋膜，从颞下线开始，并向尾侧走行；在颞线和颧弓的中间，它分为颞深筋膜的浅层和深层。这两层颞深筋膜包含颞深脂肪垫。颞深筋膜浅层的表面是一个疏松的结缔组织。该组织恰好位于颞深筋膜浅层之下，颞筋膜浅层是浅肌筋膜系统（SMAS）层的延续。面神经的颞支深入颧弓水平的 SMAS。

## 颞区感觉神经供应

颞部和颧部由颧神经和耳颞神经支配。在

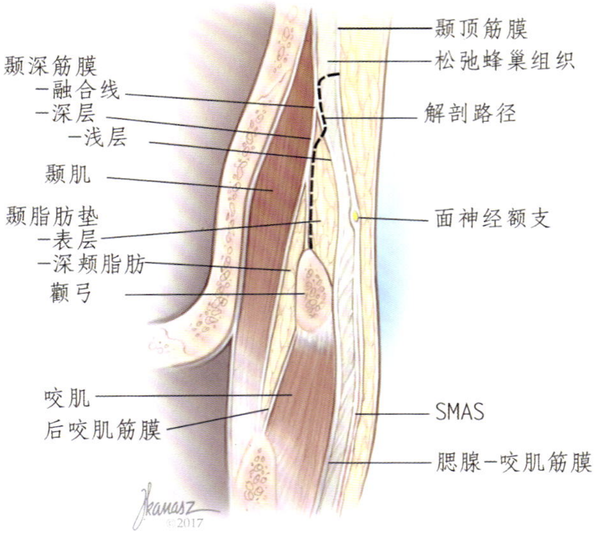


**图 4.2** 颞区软组织解剖。SMAS，浅筋膜肌腱系统。

眶内颧神经分为颧颞神经（ZTBTN）和颧面神经（ZFBTN），二者均穿过颧骨；ZTBTN 进入颞窝深层至颞肌，ZFBTN 穿过颧骨，在颧骨的前外侧至表层。与 ZTBTN 不同的是，ZFBTN 很少成为触发部位，而 ZTBTN 是偏头痛中最常见的触发部位之一（图 4.3）。

ZTBTN 进入颞窝后，向肌肉表层移动，穿过颞深筋膜。我们的研究已经证明，ZTBTN 穿出颞深筋膜的位置在外眦外侧 16~17mm（平均为右侧 16.8mm，左侧 17.1mm）和头侧 6.5mm（平均为右侧 6.4mm，左侧 6.4mm）（图 4.4 和图 4.5）[1]。同一研究证实，神经的 3 个主要副支，其解剖结构分别为：①与主支相邻；②位于主支的外侧；③位于主支的头侧。Janis 等进行的另一项研究表明，在 50% 的样本中，ZTBTN 位于肌肉和颞骨之间，不进入肌肉；22% 的样本中有一个短直行程；在 28% 的样本中，神经在肌肉内有一长而曲折的走行路线[2]。

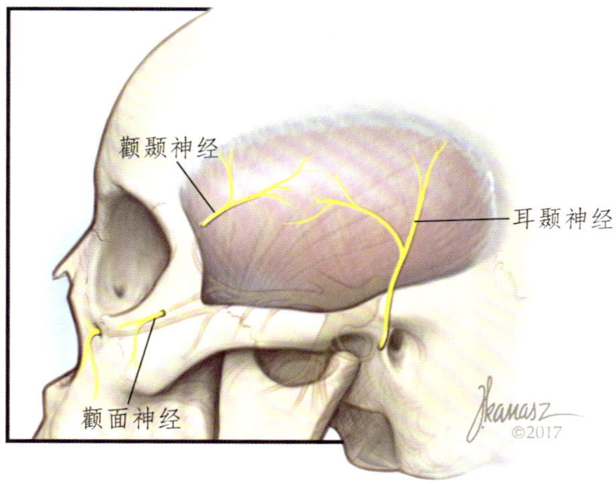


**图 4.3** 三叉神经颧颞支的示意图。

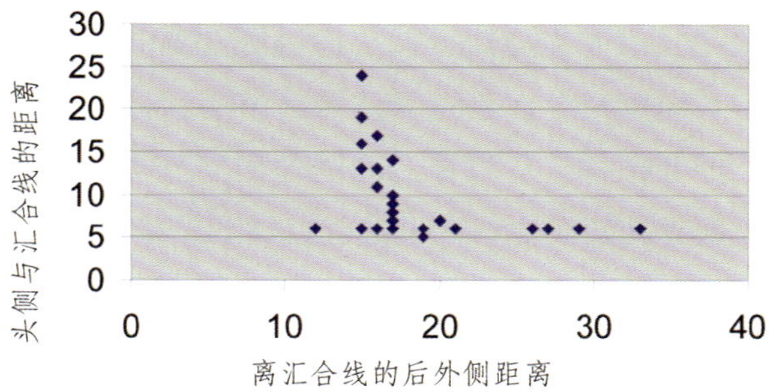


**图 4.4** 三叉神经颧颞支到右侧眼外眦的距离。(Adapted from Totonchi et al[1].)

## 耳颞神经

耳颞神经在离开卵圆孔后从下颌主干分支出来。出卵圆孔后，神经分成围绕脑膜中动脉的两

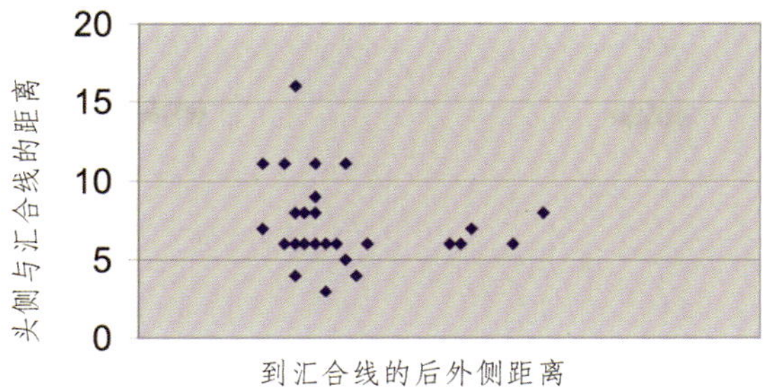


**图 4.5**　三叉神经颧颞支到右侧眼外眦的距离。(Adapted from Totonchi et al[1].)

根，然后在腭张肌表面的翼外侧肌下汇合。此后神经穿过蝶下颌韧带和下颌骨颈部，然后沿颞下颌关节的外侧向腮腺的上部延伸。神经在尾侧沿颞顶筋膜表面前行，在头侧沿皮下组织走行。在颞区，神经分为前支和后支，并伴有颞浅动脉和静脉。三叉神经前支和 ZTBTN 后支之间有分水岭效应。

## 结论

颞区由颧颞神经和耳颞神经供应，一般有毛发区由耳颞神经供应，无毛发区由 ZTBTN 供应（图 4.6）。了解神经、颞筋膜和面神经颞支的解剖结构，将有助于安全地实施手术和保护神经运动支。

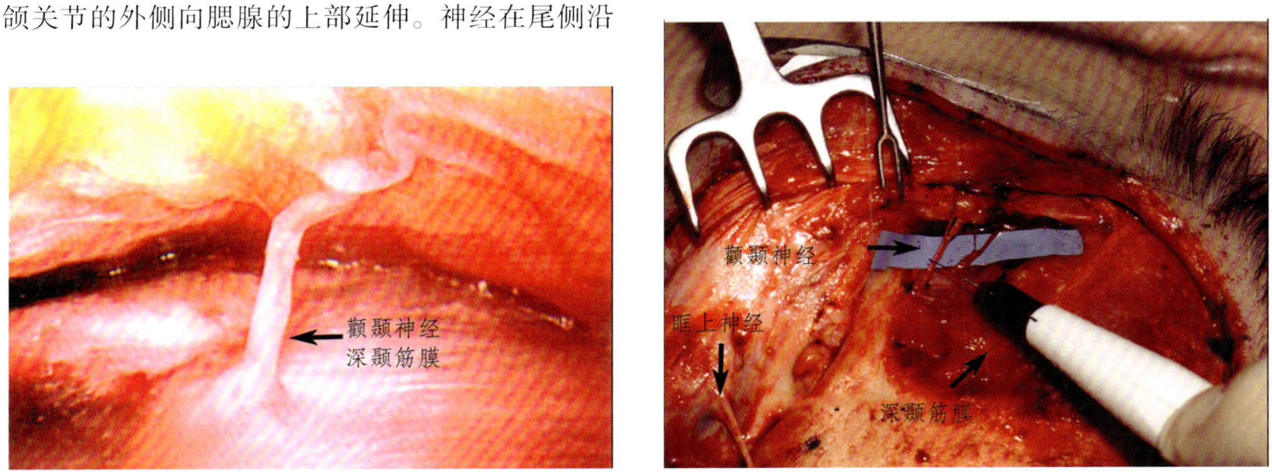


**图 4.6**　内镜（左）和开放（右）手术视野下的 ZTBTN 和颞深筋膜。(Adapted from Totonchi et al[1].)

## 参考文献

[1] Totonchi A, Pashmini N, Guyuron B. The zygomaticotemporal branch of the trigeminal nerve: an anatomical study. Plast Reconstr Surg 2005;115(1):273–277

[2] Janis JE, Hatef DA, Thakar H, et al. The zygomaticotemporal branch of the trigeminal nerve: part II. Anatomical variations. Plast Reconstr Surg 2010;126(2):435–442

# 第 5 章

# 偏头痛手术疗效的证据

*Bahman Guyuron*

**要　点**

- 目前有关偏头痛外科手术的第 1 项研究是由两名患者提出的，他们自述偏头痛（MH）在前额美容手术后消失。
- 通过对 314 名接受前额美容术后患者的回顾性研究表明，在 39 名 MH 患者中，31 名患者症状显著改善或消除。
- 在一项前瞻性研究中显示，22 名患者中有 21 名 MH 完全消除（11 例）或显著改善（10 例）。
- 对 20 具新鲜尸体的解剖研究表明，枕大神经通过肌肉，并在枕外隆凸尾侧约 3cm 和中线外侧 1.5 cm 的肌肉处发出神经。
- 一项对 20 名患者的研究得出结论，三叉神经颧颞支主支出颞深筋膜处位于外眦外平均 17mm，头侧平均 6mm。
- 在一项随机研究中（Ⅱ级证据），与基线数据相比，在 89 名患者中，82 名（92%）患者 MH 频率、持续时间或强度至少降低了 50%；在平均 396 天的随访中，31 名（35%）患者报告症状消除，51 名（57%）患者症状改善。
- 在一项 5 年随访研究中（Ⅱ级证据），69 名患者中有 61 名（88%）对手术反应良好（$P < 0.0001$）。20 名（29%）患者报告 MH 完全消除，41 名（59%）患者 MH 的频率、严重程度和持续时间显著降低（$P < 0.0001$）。
- 在一项假手术对照的随机研究中（Ⅰ级证据），49 名患者中有 41 名（83%）受益于手术，而假手术组 26 名患者中有 15 名（56%）受益（$P = 0.014$）。手术组中 28 名（57%）患者观察到 MH 症状完全消除，而假手术组中只有 1 名患者报告 MH 症状消除（$P < 0.0001$）。
- 在一项Ⅲ级研究中，凯斯西储大学的两个独立部门（蛋白质组学和生物信息学中心及神经科学系）比较了 MH 患者和没有 MH 患者的神经，并得出结论，MH 患者的神经有髓鞘缺失。
- 一项研究（Ⅲ级证据）证实，与偏头痛手术失败相关的因素包括术中出血量增加和手术中没有触发部位。
- 在一项研究（Ⅲ级证据）中发现，与偏头痛手术成功相关的因素包括偏头痛发病年龄较大、视觉症状的存在、Ⅰ或Ⅱ部位的手术，以及所有 4 个常见 MH 部位的失活。
- 一项研究（Ⅲ级证据）表明，注射 A 型肉毒杆菌毒素与症状来确定偏头痛触发部位之间没有统计学上的显著差异。

- 一项研究（Ⅲ级证据）表明，在必要时采用眶上孔切开术效果更佳。
- 一项成本分析研究（Ⅲ级证据）表明，偏头痛治疗术后总成本中位数每年减少 3949.70 美元。平均手术费用为 8378 美元。
- 一项研究（Ⅲ级证据）发现，内镜神经减压术在减少或消除额部 MH 方面比经眼睑神经减压术更成功。
- 另一项研究（Ⅲ级证据）证实，A 型肉毒杆菌毒素注射阳性反应是偏头痛手术成功的重要预测因素。
- 一项比较研究（Ⅲ级证据）表明，与不服用麻醉止痛药的患者相比，服用麻醉止痛药的患者的各种偏头痛术后恢复的指标改善率明显降低。
- 在一项比较研究（Ⅲ级证据）中，对发作性、慢性和日常 MH 患者的手术结果进行了研究，发现所有队列，无论 MH 的频率如何，都在频率、持续时间、严重程度和 MH 指数方面取得了显著改善。
- 我们证实，在疼痛最剧烈的部位使用多普勒信号，可以预测疼痛最显著的部位是否存在责任动脉，并可精确定位血管激惹神经的位置，从而成功处理责任动脉。
- 一项前瞻性随机研究（Ⅱ级证据）得出结论，神经切除和三叉神经颧颞支减压都是颞部 MH 恰当的治疗方法。
- 一项针对青少年人群的回顾性研究表明（Ⅴ级证据），偏头痛手术可以改善具有可识别解剖触发部位的患者的 MH 频率、持续时间和严重程度。
- 在解剖学研究中，枕小神经从斜方肌筋膜出鞘的位置被确定为中线旁（65.4 ± 11.6）mm 和尾侧到外耳道连线（53.3 ± 15.6）mm 的中心区域。
- 第三枕神经距中线（13.2 ± 5.3）mm，尾侧距两外耳道连线（62.0 ± 20.0）mm。
- 在另一项解剖研究中，在三叉神经的耳颞支和颞浅动脉之间发现了 3 种相互作用模式：动脉穿过神经的单一部位 (62.5%)、螺旋缠绕关系 (18.8%) 和神经穿过动脉 (18.8%)。

## 引言

当最初的两名患者的报告显示，他们的偏头痛在额部整容手术后消失了，这很有趣，人们不得不怀疑额部整容手术和偏头痛症状消失之间的联系。这种情况排除了积极结果与安慰剂效应有关的可能性，正如反对手术的人所声称的那样，因为患者和外科医生都没有预料到这样的结果[1-3]。如果忽视这两名患者的报告，那就是完全轻率的。因此，设计一项研究来调查这种联系是明智的。我们进行了一项回顾性研究，以确定去除皱眉肌与 MH 的消除或显著改善之间是否存在关联[4]。对 314 名经内镜下、经眼睑和经额开放手术的患者进行问卷调查。询问患者术前是否有 MH 病史，如果有，术后头痛是否明显改善或消失。如果答案是肯定的，则进一步询问患者头痛改善或停止的时间，以及与手术时间的关系。在对完成的问卷进行初步评估后，我们进行了电话访谈，以确认最初的答案，并获得必要的进一步信息，以确保患者根据国际头痛学会标准得到适当的 MH 诊断。

在 314 名患者中，有 265 人（84.4%）回答了问卷或接受了采访，或者两者都完成了。在这一组病例中，有 16 例患者因提供的信息不符合国际头痛学会标准、存在器质性问题和其他排除因素而被排除。其余 249 例患者中 39 例（15.7%）符合纳入标准。39 例偏头痛患者中，有 31 例（79.5%）在手术后立即出现 MH 消除或显著改善

（>50%）（$P < 0.0001$），这些获益持续平均47个月的随访期。在手术效果反馈良好的患者中，16例患者（$P < 0.0001$;McNemar）在平均47个月的随访过程中MH症状改善明显；15名患者在平均46.5个月的随访过程中MH症状完全消失（$P < 0.0001$）。以MH类型来划分，29例（74%）无先兆头痛患者，其中11例头痛消失，13例头痛好转，5例头痛无变化（$P < 0.0001$）。10例先兆型头痛，其中7例消失或改善，3例无变化（$P < 0.0001$）。本研究首次表明，前额美容修复手术和去除皱眉肌与MH的消除或显著改善之间确实存在很强的相关性，但由于是回顾性研究，结果存在争议。这项研究提供了额外的令人信服的证据，反对安慰剂效应是手术后MH改善或消除的原因，因为这些患者没有接受手术治疗，他们也不知道手术和MH之间的这种联系。

基于该研究令人鼓舞的证据，我们设计了一个前瞻随机对照研究，调查皱眉肌切除与三叉神经颞颧支切除的疗效，研究纳入一个小型的患者群［$n = 29$（24名女性和5名男性）］，平均年龄为44.9岁（年龄范围在24~63岁）。患者填写一份心理健康调查综合问卷。研究小组的神经学家根据国际头痛学会制定的标准，对患有中至重度MH的患者进行了评估，以确认诊断。该团队的整形外科医生向每个皱眉上睑肌群注射了12.5单位的A型肉毒杆菌毒素（BT–A）。患者被要求准确地记录MH发作的情况，并完成每月的调查问卷，记录与他们头痛相关的信息。注射BT–A后观察到MH完全消除的患者择期行上睑肌切除术。那些只经历了显著改善的患者和有太阳穴头痛的患者接受了三叉神经颧颞支的切除和颞区软组织的重新定位，以及皱眉肌的切除。然后，患者继续对他们术后的头痛情况进行详细记录。

29例患者中有24例（82.8%；$P< 0.001$）对手术反应良好，16例（55.2%；$P < 0.001$）完全消除，8例（27.6%；$P < 0.04$）经历了显著的改善（强度或严重程度至少降低50%），5例（17.2%）没有注意到显著变化。24例对注射BT–A有良好反应的患者中22例接受了手术，21例（95.5%；$P < 0.001$）观察到术后改善。10例（45.5%；$P < 0.01$）患者MH消除，11例患者（50.0%；$P < 0.004$）显著改善。在整个手术组中，MH的平均强度从8.9下降到4.1（1~10），MH的发作频率从平均5.2个月下降到平均0.8个月。而有好转的那个组，强度从9.0下降到7.5，频率从5.6下降到1.0。只有一名患者（4.5%）没有发现任何变化。随访时间为222 ~ 494天，平均347天。

22名患者中有21名从手术中获得了显著的疗效，因此，该研究证实了MH手术治疗的潜在价值。很明显，注射BT–A是一个非常可靠的手术结果预测的因素。这项研究进一步证实了我们回顾性研究的结果。然而，作为一项初步研究，它需要进一步的验证，因为没有纳入对照组。这项研究还提出了一个问题：如果手术确实能解决问题，为什么不是所有的患者都对手术有反应？此外，既然这种联系看起来很紧密，那么就应该开始探索MH手术治疗疗效背后的理论基础了。

正是在这个时候，研究证实了BT–A在MH治疗中的作用[6]。基于使用BT–A的结果和初步的手术结果，我们怀疑肌肉功能的消除是这些令人惊讶的阳性结果的原因。此外，在仔细聆听患者的描述后，我们发现，显而易见的是，在观察到MH症状不完全或部分消除的大部分患者中，其疼痛并不位于手术区域，如枕部和球后区域。这些区域的解剖研究似乎是合乎逻辑的下一步。

我们研究有关解剖枕大神经（GON）揭示了一些有趣的发现[7]。本研究的目的是确定GON的走行、解剖变异，以及潜在的卡压或者压迫的位点。我们解剖了20个新鲜的尸头，以追踪从枕部神经穿过头半脊肌的GON的路径。人们发现，神经在每个标本均穿过肌肉。对14个标本进行标准化测量，以中线和枕骨隆突为标志，确定神经出现的位置。从头半脊肌的 GON 的出现点被定位为枕外隆凸下方约 3cm 和中线外 1.5 cm。

当我们完成这个解剖研究时，一个做过鼻中隔成形术的患者报告说他的 MH 消失了。为了在文献中寻找潜在的联系，我们发现了一篇来自瑞士的文章，该文章表明，这种手术确实已经改善和消除了许多 MH 患者的头痛症状[8]。在这项研究中，299 名不同类型的头痛患者，包括偏头痛、丛集性头痛和所谓的原发性头痛，在 1973 年至 1991 年接受了手术。对相应头痛侧或双侧行鼻中隔矫正、鼻中甲切除、筛窦和蝶窦切除。大多数患者（235；78.5%）术后完全无症状；34 人（11.5%）偶尔有头部压迫感，但没有进一步的偏头痛，30 人（11%）持续头痛，这种头痛很少发生，症状轻微，持续时间短。

到目前为止，MH 发病机制背后的主流理论包括 4 个基本概念：①发作间期的神经元过度兴奋性；②皮层扩散抑制（CSD）是先兆的基础；③引起头痛的外周和中枢起源的三叉神经激活；④进行性中枢神经敏化可能与中脑导水管周围灰质损伤有关。在这 4 个概念中，我们的发现支持三叉神经的外周激活。MH 被认为是由三叉神经支配的血管扩张引起的。血管扩张是三叉神经细胞体中降钙素基因相关肽、P 物质和神经激肽 A 释放的结果。促使这些肽的释放物质还不清楚。我们提出，这可能是机械刺激潜在的过度兴奋，导致周围感觉神经诱发了级联事件。事实上，在我们研究的 4 个触发点中，有 3 个是穿过肌肉的感觉神经。第 4 位点，鼻甲与鼻中隔偏曲的接触可能导致部分患者发生 MH。

此时更多关于三叉神经颧颞支解剖的知识似乎都显得很正常了。我们进行了一项研究，以确定该神经从颞深筋膜出现的位置，并确定其副分支的数量和位置。一项对 20 名患者进行的初步研究表明，颧颞支主要源于颞深筋膜，在睑外侧联合处（通常称为外眦）外侧平均 17mm 和头侧 6mm。然而，由于这些测量是在颞区解剖后获得的，结果不太可靠。另一项研究纳入 20 例连续患者，女性 19 例，男性 1 例，年龄在 26~85 岁，平均年龄为 47.6 岁[9]。那些在太阳穴区域有创伤或手术史的人被排除在外。在前额内镜手术开始前，根据初步研究推断的信息，将颧颞支可能的位置标记为距眶外侧联合处 17mm 和头侧 6mm。然后，深部的标记点使用 25 号针标记为亮绿色。在内镜下暴露标记部位后，测量三叉神经主支或副支在后外侧和头尾方向与皮肤标记之间的距离。此外，还记录了三叉神经副支的数量和位置。左侧三叉神经颧颞主支出颅部位距睑裂后外侧平均距离为 16.8 mm（范围为 12~31 mm），头侧平均距离为 6.4 mm（范围为 4~11 mm）。右侧主支后外侧平均测量值为 17.1 mm（范围为 15~21mm），头侧平均测量值为 6.65 mm（范围为 5~11mm）。与主支相关的副支有 3 种类型：①头侧副支；②外侧副支；③紧邻主支的副支。这一解剖信息被证实在颞肌注射 BT-A 以消除顶颞区触发点和从该区域触发的 MH 的外科治疗中是非常有用的。

有了这些解剖信息，并了解到至少有 4 个共同的触发位点，我们设计了一项前瞻性随机研究[10]。本研究的目的是探讨手术消除 MH 触发部位的有效性和安全性。这项研究是由一组经过委员会认证的神经学家设计的，这位神经学家是头痛专家、生物统计学家和整形外科医生。每组患者的数量和随机化过程由有经验的生物统计学家决定。对 125 例诊断为 MH 和选定的神经学家团队使用国际头痛协会标准进行分组，100 例被随机分配到治疗组，25 例作为对照组，4:1 的分配比例是根据前期回顾性和前瞻性试验研究的结果决定的。治疗组患者注射 BT-A 以识别触发部位（非治疗原因）。89 例患者在注射 BT-A 后的 4 周内 MH 得到改善，他们接受了手术。在完成研究的 89 名患者中，82 例（92%）的治疗组显示 MH 频率、持续时间或强度与基线数据相比至少降低了 50%；在平均 396 天的随访期间，31 例（35%）报告疼痛消除，51 例（57%）改善。相比之下，19 例对照组患者中有 3 例（15.8%）1 年随访期间 MH 症状减少（$P < 0.001$），没有患者观察到症状消除。与基线数据和对照组相比，治疗组的所有变量均有显著改善，包括偏头痛特定生活质量问卷（MSQ）、偏头痛残疾评估评分（MIDAS）和短表 -36 健康调查（SF-36）。治疗组平均每年偏头痛护理费用（925 美元）显著低于基线费用（7612 美元）和对照组（5530 美元；$P < 0.001$）。治疗组的月平均工作天数（1.2 天）显著低于基线数据（4.41 天）和对照组（4.4 天；$P < 0.003$）。

与注射 BT-A 相关的常见不良反应包括：227 次注射中 27 例患者（12%）出现注射部位不适，82 例患者中 19 例（23%）出现太阳穴“发空”，55 例患者中 15 例（27%）出现颈部无力，9 例患者（10%）出现眼睑下垂。手术治疗的常见并发症为手术部位暂时性的前额和枕部麻木 89 例（100%）；鼻中隔和鼻甲手术 62 例患者中鼻暂时干燥 12 例（19.4%），鼻漏 11 例（17.7%）；80 例接受前额手术的患者中有 7 例出现强烈的头皮瘙痒（8.8%），5 例有轻微的脱发（6.3%）；3 例有鼻窦感染（3.4%）。得到这些数据之后，我们改变了术后抗生素疗程，让患者在鼻内手术部位愈合时继续服用抗生素，从那以后，鼻窦感染被消除了。鼻中隔偏曲复发 12 例（13.5%），但均无症状。7 例（7.9%）患者出现强烈瘙痒。经验证工具证实，所有 10 个参数在 MSQ、MIDAS 和 SF-36 中得到了可测量和统计上的显著改善。

本研究表明，手术切除偏头痛诱发部位可有效、安全地消除或显著减轻偏头痛症状。有趣的是，当将术后前 3 个月的手术结果与随后的 3 个季度进行比较时，每个季度都有稳定的、统计上显著的改善形式。这一发现与人们对安慰剂效应的预期完全相反，在安慰剂效应中，最初较高的成功率会随着时间的推移而下降。此外，当对每个触发位点的独立手术结果进行分析时，其改进和消除率都有显著增加，这表明一些手术无效或次优结果和我们未能发现这些患者全部触发位点有关。最近的一项研究证实了这一点[11]。

在上述研究的 5 年随访中[12]，研究团队对 12 例患者进行了检查，并要求他们在术后至少 60 个月完成之前的 MH 日志、SF-36、MSQ 和 MIDAS 问卷。神经学家和手术团队对 79 例患者进行了 5 年随访。在 5 年的随访期间，10 例观察到显著改善但没有消除的患者进行了其他（不同）触发部位的失活手术，试图消除他们的头痛。这使得这项研究受到批评。然而，无论是否纳入这 10 例患者，总体预后差异均无统计学意义。对于那些仅仅为了防止批评而同意参与研究的患者来说，拒绝进一步改善其生活质量的机会是不恰当的。

69 例患者中有 61 例（88%）（$P < 0.0001$）在 5 年后继续对手术有积极反应。20 人（29%）报告 MH 完全消除，41 人（59%）注意到 MH 的频率、严重程度和持续时间显著降低，8 人（11%）观察到无显著变化（$P < 0.0001$）。所有这些终点都是独立评估的。与基线值相比，所有 10 个测量变量，包括 MIDAS、MSQ 和 SF-36，在 60 个月时均有显著改善（$P < 0.0001$），证实取得的积极结果是持久的。

为了提供 MH 触发部位外科减压疗效的最终证据，我们计划进行一项带有假手术组的研究。从两个独立的伦理审查委员会（IRB）获得批准后，招募了单触发点或 MH 主要来自一个位点的患者，并随机接受假手术或真正的手术[13]。两名经过委员会认证和培训的头痛专家根据国际头痛协会的标准选择了患者。被分配到真实手术组和假手术组的受试者数量及他们的随机分组方法是由一位权威且经验丰富的生物统计学家确定的。患者注射 BT-A 模拟手术效果（非治疗原因）。给假手术组患者进行切口，识别神经和肌肉，但不触及肌肉，也不对神经进行减压。

与我们中心完成的任何其他研究一样，所有数据由研究协调员收集和存储，不需要手术团队参与数据采集和处理，并由研究协调员直接交付给团队的生物统计学家。生物统计学家对数据进行分析，撰写文章的结果部分，包括表格和图表，无须外科团队参与结果的分析。

参与研究的 76 名患者中有 75 人完成了 1 年的随访。其中 49 例患者在治疗组，26 例被分配到假手术组。49 例患者中有 41 例（83%）从实际手术中获益，而假手术组 26 例患者中有 15 例（56%）受益（$P = 0.014$）。真实手术组 28 例（57%）患者观察到症状完全消除，而假手术组只有 1 例患者报告症状消除（$P < 0.0001$）[13]。

## 支持外周机制的基础科学研究

在最近的一项研究中，研究人员将 MH 和非 MH 患者的外周神经进行了比较，以研究是否存在结构上的差异[14]。经 IRB 批准后，用蛋白质组学分析和电子显微镜扫描的方法对 15 名接受 MH 治疗患者的三叉神经颧颞支样本与 15 名未接受 MH 治疗患者的神经进行比较。凯斯西储大学的两个独立部门（蛋白质组学和生物信息学中心及神经科学系对研究结果进行了分析，研究人员独立撰写了各自的结果部分，得出 MH 患者的神经存在髓鞘缺失的结论。这项研究的意义在于，那些患有 MH 的患者有脆弱的神经，可以很容易被外周神经刺激，从而诱发级联事件，最终导致完整的 MH 合并症。

在证实了偏头痛手术是有效和安全的，病理生理学机制是髓鞘缺失，我们集中讨论了改善结果的方法。

## 影响成败的因素

本研究的目的是找出导致 MH 手术成败的关键因素[15]。我们对接受 MH 手术并至少随访 11 个月的患者进行了回顾性分析。受试人群被分为 3 组：偏头痛手术成功组、改善组和失败组。我们为每名患者收集了 36 个特有的数据点。

共有 169 例患者符合纳入标准，其中 66 例患者为偏头痛手术成功组（S，MH 完全消除）；67 例为偏头痛手术改善组（I，偏头痛频率、强度或持续时间降低超过 50%）;36 例为偏头痛手术失败组（F，偏头痛频率、强度或持续时间降低小于 50%）。两组间的显著差异包括手术时的年龄。偏头痛频率（S < I；$P = 0.02$），偏头痛最初发作时的年龄（S > I；$P = 0.02$），（S > I；$P = 0.03$；S > F；$P = 0.04$），头部或颈部损伤史（S < I；$P = 0.04$），每日使用非处方偏头痛药物（S < I；$P = 0.05$）、视觉症状（S > I；$P = 0.02$），术中出血增加（S < F；$P = 0.04$；Ⅰ < F；$P = 0.04$），部位Ⅰ（S > F；$P = 0.0006$；I>F；$P = 0.0004$），位点Ⅱ（S > F；$P = 0.015$），单个手术部位（S < F；$P = 0.005$），1 ~ 2 个手术部位（S < F；$P = 0.04$；I< F；$P = 0.01$），4 个手术部位（S > I；$P = 0.05$;S > F；$P = 0.04$）。与偏头痛手术失败相关的因素包括术中出血增加和在较少的触发部位进行手术。与偏头痛手术成功相关的因素有：发病年龄较大，视觉症状明显改善，在Ⅰ或Ⅱ部位进行手术，以及所有 4 个手术部位均实施手术。

## 是否需要注射肉毒杆菌毒素 A 来确定触发部位

在另一项研究中，研究人员回顾了 335 例偏头痛手术患者的病历。接受分期诊断性 BT–A 注射的患者被纳入治疗组（$n = 245$），患者未接受 BT–A 治疗的为对照组（$n = 90$）。比较术前和术后 12 个月的 MH 频率、持续时间和强度，以确定手术的有效性。

90 例对照组患者中，有 72 例患者（80%）在术后 12 个月症状显著改善（MH 发作频率、持续时间或强度下降至少 50%），29 例（32%）报告完全消除。在 245 例治疗组患者中，207 例（84%）经历了 MH 显著改善，89 例（36%）经历了 MH 完全消除。治疗组手术成功率与对照组相比，差异无统计学意义（$P = 0.33$）。虽然 BT-A 可以作为一种有用的诊断工具，但本研究表明，注射 BT-A 和使用症状组合来确定触发部位之间没有统计学上的显著差异[16]。

## 眶上孔减压与额叶偏头痛

尽管 92% 的患者接受眶上神经减压手术，通过切除皱眉肌治疗额叶 MH，获得至少 50% 的改善，但只有 2/3 的患者表现出症状完全缓解。我们通过比较单独行皱眉肌切除术和同时行皱眉肌切除术 + 眶上孔减压术患者的手术效果来明确眶上孔减压术的效果[17]。

从 2002 年到 2010 年，我们回顾并统计了 43 例单独行皱眉肌切除术以松解眶上神经和 43 例行皱眉肌切除术 + 眶上孔减压术年龄匹配的患者的预后指标，包括 MH 频率、严重程度、持续时间和 MH 指数评分。

皱眉肌切除术组与眶上孔减压术在年龄、手术部位数目、术前头痛特征等方面具有统计学上的一致性（$P > 0.05$）。对于肌切除术组和肌切除术联合眶上减压术组，术后偏头痛频率分别为每月 7.8 次和每月 4.1 次，严重程度分别为每月 5.6 次和 4.4 次，MH 指数评分分别为 26.5 次和 11.1 次，持续性前额疼痛分别占 48.8% 和 25.6%。差异均有统计学意义（$P < 0.05$）。头痛持续时间没有变化（$P = 0.17$）。

我们的结论是，眶上孔可能是眶上神经压迫的潜在部位，可触发额叶 MH，如果存在，我们强烈建议进行眶上孔减压术以确保完全切开眶上神经，从而达到最佳的治疗效果。研究结果也支持对任何穿过眶上切迹的纤维带进行松解。

## 社会经济影响

一项研究旨在比较偏头痛手术前后的直接和间接费用，并评估患者术后参与日常活动的任何变化[18]。

在一项偏头痛手术临床试验中，89 例患者在术前和术后 5 年完成了 MSQ、MIDAS 问卷和医疗花费报告。

平均随访 63 个月（随访时间为 56.9~72.6 个月）。偏头痛药物费用每年减少的中位数为 1997.26 美元。替代治疗费用减少的中位数为每年 450 美元。患者每年接受 MH 治疗的初级次数中位数减少了 3 次，因此每年成本中位数减少 320 美元。患者术后每年无法参加工作或不能照顾孩子的时间中位数减少 8.5 天，恢复收入中位数为 1525 美元。MH 治疗的中位数总成本术前为每年 5820 美元，术后下降到每年 900 美元。术后总成本中位数下降为每年 3949.70 美元。平均手术费用为 8378 美元。MSQ 和 MIDAS 调查表的所有方面都呈显著改善。

这项研究表明，外科治疗是一种具有成本效益的治疗方法，减少直接和间接费用。患者也可能期望在症状上有所改善，并增加日常生活的参与度。

## 内镜和经眼睑手术治疗额部偏头痛

本研究旨在比较经眼睑和内镜入路对额叶 MH 患者的眶上神经和滑车上神经减压的效果[19]。

本研究回顾了 253 例因额叶型 MH 接受手术的患者的病历。这些患者接受了经眼睑神经减压术（$n = 62$）或内镜神经减压术（$n = 191$）。我们对术后至少 12 个月的偏头痛频率、持续时间和强度进行分析，以确定手术是否成功。

经眼睑神经减压组 62 例患者中有 49 例（79%），以及内镜神经减压组 191 例患者中 170 例（89%）在手术后 1 年获得了成功的结果（偏头痛频率、持续时间或强度至少降低了 50%）。内镜下神经减压术的成功率高于经眼睑神经减压术，差异有统计学意义（$P < 0.05$）。经眼睑神经减压

组中 32 例（52%）和内镜下神经减压组中 128 例（67%）MH 症状消除，内镜下神经减压组的消除率显著高于经眼睑减压组（$P < 0.03$）。经眼睑入路的成功率较低，可能是由于没有在术前常规使用鼻窦周围 CT 或在术中使用直接探查来寻找孔，这是目前额部偏头痛手术方案的一部分。

## 肉毒杆菌注射是手术成功的预后指标

本研究是为了确定肉毒杆菌 BT-A 注射是否可以作为偏头痛手术成功的预后指标[20]。我们回顾了 2000 年至 2010 年接受偏头痛手术的 20 例患者。术前接受 BT-A 注射，并在注射后、术后 1 年完成 MH 问卷调查。结局变量包括患者的人口统计学、偏头痛频率、严重程度、持续时间和 MH 指数。治疗成功的定义是 MH 指数至少降低 50%。

研究纳入 188 例患者，144 例报告注射 BT-A 后再手术的 MH 患者成功（成功组），44 例疼痛未减轻（失败组）。两组在年龄、MH 特征和手术部位数量方面匹配良好（$P < 0.05$）。总体而言，BT-A 组的手术成功率显著升高（90.3% 对 72.3%；$P \leqslant 0.003$）。如果只考虑手术部位特异性症状，成功率甚至更高（97.9% 对 71.4%；$P \leqslant 0.0001$），而不是所有 MH。BT-A 手术成功的预测因素：额部（触发部位Ⅰ；92.5% 对 69.2%；$P < 0.012$）、颞部（触发位点Ⅱ；95.5% 对 73.3%；$P < 0.005$）、枕部（触发部位Ⅳ；95.9% 对 62.5%；$P < 0.0003$）。6 例 BT-A 注射阴性反应的患者均进行了鼻中隔或鼻甲（部位Ⅲ）手术。

阳性 A 型肉毒杆菌毒素反应是偏头痛手术成功的重要预测因素。当注射失败时，应该考虑非肌肉异常。然而，BT-A 并不适用于所有病例，我们已经证明，临床表现也可有效地预测触发部位。

## 在枕部 MH 治疗中第三枕神经的作用

在枕部偏头痛手术中常遇到第三枕神经；然而，它对 MH 的作用尚不清楚。本研究的目的是确定去除第三枕神经是否对枕部偏头痛手术的临床结果有作用[21]。我们对 2000 年至 2010 年所有枕部 MH（部位Ⅳ）患者进行回顾性对比研究。纳入标准为：①完成偏头痛问卷；②偏头痛部位Ⅳ减压；③至少随访 6 个月。患者被分成两组，一组切除第三枕神经，另一组未切除。结局变量包括总体 MH 指数降低和Ⅳ部位疼痛消除。共有 229 例患者符合纳入标准。111 例患者切除了第三枕神经，118 例患者未切除。这两组患者在年龄、性别和手术部位数量方面具有可比性，在术前头痛特征方面统计上也较吻合。第三枕神经切除组的 MH 指数降低了 63%，而神经未切除组的 MH 指数降低了 64%。第三枕神经切除组患者症状的消除率为 26%，而第三枕神经未切除组症状的消除率为 29%（$P = 0.45$）。以 MH 至少减少 50% 为标准，第三枕神经切除组和未切除组的手术成功率分别为 80% 和 81%。两组在症状性神经鞘瘤形成方面也无差异。两组间的Ⅳ位点特异性 MH 消除情况相似（移除神经组为 58%，未移除神经组为 64%）。我们的结论是，切除第三枕神经不会改变偏头痛手术的成功率。然而，重要的是要注意神经只有在可见的情况下才会被切除。

## 术前麻醉药品使用和手术结局

本研究着重于术前麻醉药品使用对 MH 手术结局的影响[22]。我们对接受偏头痛手术的患者进行了回顾性比较研究。收集的数据包括人口统计学信息、偏头痛基线症状、偏头痛手术部位、手术后 1 年或更长时间的偏头痛特征和术前偏头痛药物使用情况。根据术前麻醉药物的使用情况对患者进行分组。麻醉药品使用者又分为低剂量组和高剂量组。术前两组间的偏头痛特征无明显差异，对两组间的偏头痛手术结果进行了比较。

我们将 90 例麻醉药品使用者的预后与 112 例术前未使用麻醉药品的患者的预后进行比较。服用麻醉药品者术后 MH 的频率、严重程度和持续时间的减少有统计学意义。麻醉药品使用者的临床改善率为 66.7%，消除率为 18.9%；而非麻醉药品组的临床改善率为 86.6%，消除率为 36.6%。服用麻醉药品组偏头痛的所有指标的改善率明显降低。

既往研究不鼓励在常规偏头痛药物治疗中使用麻醉药品。本研究显示 MH 手术前使用麻醉药物可能会使患者术后预后更差。由于疼痛无法客观记录，因此问题仍然是，这种未能改善疼痛的行为是否确实是对手术的次优反应有关，还是与对麻醉药品的依赖有关。

## 术前偏头痛频率和手术结局

目前尚不清楚偏头痛频率是如何影响结局的。在本研究中，488 例患者在术前和至少术后 11 个月前瞻性地完成了 MH 问卷调查[23]。根据偏头痛频率每月 1~14 次（发作性）、每月 15~29 次（慢性）或每天出现（每日），将患者分为 3 组。统计采用配对 t 检验、线性回归和 Tukey 真实显著性差异检验进行方差。

在手术频率、持续时间、MH 严重程度和 MH 指数方面，所有组都经历了显著的获益。根据患者的频率队列在持续时间（$P = 0.02$）、频率（$P < 0.0001$）和 MH 指数（$P < 0.0001$）方面经历了显著不同的最终结局。然而，当术前评分被控制时，两组人群中唯一显著差异是每日偏头痛患者与发作性偏头痛患者（$P = 0.0003$）和慢性偏头痛患者（$P = 0.0008$）的 MH 指数。没有其他显著性发现持续存在。

所有队列，无论他们的 MH 发作频率如何，在频率、持续时间、严重程度和 MH 指数上均取得了显著的改善。两组也取得了统计上不同的最终结局，但当改善量化时，没有组比其他组受益更多，患者可以期待相似比例改善。

## 使用多普勒确定偏头痛诱发部位

我们发现，超声多普勒可以作为一种工具，以确定在不同的偏头痛触发点邻近动脉刺激神经的位置。一项研究旨在评估患者确定的最强烈疼痛部位、超声多普勒信号的存在和术中在靶部位发现动脉之间的相关性[24]。

这是一份回顾性的病例综述，这些患者接受了涉及耳颞神经的多发性骨髓瘤的手术治疗。要求患者在检查时用示指指尖指出最剧烈的头痛部位和最压痛的区域，从而确定目标区域。标记该部位，用超声多普勒识别血管信号。记录超声多普勒检查结果、术中是否存在颞浅动脉或其分支、受累神经。

患者在术前确定的最强烈的颞部疼痛区域的多普勒信号为阳性，100% 的患者在手术中存在动脉与其相关。34 个部位均有多普勒信号，均行动脉切除术。结果表明，疼痛最剧烈部位的多普勒信号可以预测疼痛最剧烈部位动脉的存在，并导致血管刺激神经的精确位置，从而成功切除责任动脉。

## 两种颞部 MH 灭活技术的前瞻性比较

我们比较了颞部 MH 手术减压与颧颞支撕脱术后 MH 频率、天数、严重程度和持续时间[25]。

随机选择 20 例双侧颞部 MH 患者一侧行三叉神经颧颞支撕脱术；另一侧经筋膜切开术和切除颞浅动脉行减压术。至少 12 个月的随访后我们对结果进行分析。

19 例患者完成了这项研究。38 个手术部位中有 34 个（89%）在偏头痛频率、天数、严重程度和持续时间均有超过 50% 的改善。38 个手术部位中有 21 个（55%）症状完全消除。减压组偏头痛发作次数由 14.6 次 / 月降至 2.2 次 / 月，偏头痛天数由 14.1 次 / 月降至 2.3 次 / 月，偏头痛严重程度由 7.0 次 / 月降至 2.9 次 / 月，持续时间由 9.6 次 / 月降至 4.8 次 / 月，MH 指数由 42 次 / 月降至 2.9 次 / 月。神经切除组偏头痛频率由 14.2 降至 1.9，偏头痛天数由 14.1 降至 2.3，偏头痛严重程度由 6.8 降至 2.6，偏头痛持续时间由 10.1 小时降至 5.3

小时，偏头痛患者的 MH 评分由 41 分降至 2.5 分。两组间 MH 频率、天数、严重程度及持续时间均无统计学差异。

我们认为神经切除和三叉神经颧颞支减压是治疗颞部 MH 的合适方法，如果减压不能提供足够的缓解，神经切除是第二种选择。

## 青少年偏头痛外科手术的回顾性研究综述

本研究的目的是回顾青少年偏头痛手术后的结果[26]。回顾性研究了 2000 年至 2014 年所有接受手术的患者。所有 18 岁及以下且术后至少随访 1 年的患者均纳入研究。我们对术前和术后偏头痛频率、持续时间、严重程度、MH 天数及偏头痛指数进行了统计学分析。

共分析了 14 例患者进行的 15 次手术。平均随访 38.2 个月后，MH 的发作频率在 30 天内从 25 次减少到 5 次（$P < 0.0001$），MH 指数从 148.1 下降到 12.4（$P < 0.0001$），头痛的持续时间（每 24 小时的小时数）从 0.71 下降到 0.25（$P = 0.002$），头痛的严重程度从 8.2 减少到 4.3（$P = 0.0004$），每月偏头痛天数从 25 天减少到 5 天（$P < 0.0001$）。5 例患者术后没有任何症状。1 例患者的头痛频率没有改善，但头痛的严重程度和持续时间确实有改善。本组患者无术后并发症。

在传统医学治疗难以治愈的青少年人群中，偏头痛手术可以改善具有可识别解剖触发部位的患者的 MH 频率、持续时间和严重程度。由于一些儿童期偏头痛可能会在成年后消退，因此对兄弟姐妹偏头痛进行调查是至关重要的，这是 MH 持续存在的可靠指标。

## 目前检测偏头痛诱发部位的方法

我们 15 年的偏头痛手术经验使我们相信，手术效果没有完全体现的最常见的原因是没有检测到所有的触发部位，或者在极少数情况下，对触发部位的手术不充分。因此，准确识别触发部位至关重要。这项研究的目的是分享作者目前精确检测偏头痛触发部位的分步方法，该方法通过近 1000 名患者的手术总结而来[27]。首先，我们要详细了解病史。每位患者的症状可以指向一个或多个触发点。患者被要求用一个指尖指出最常见的 MH 发作部位，然后用超声多普勒探查该部位。如果这个部位被动脉多普勒信号识别，则它被认为是一个活跃的动脉触发位点。对一个 MH 发作患者用局部麻醉进行神经阻滞，其反应证实存在一个触发点。如果患者在就诊时没有疼痛，可以考虑在疑似触发部位注射 BT-A。虽然对 BT-A 和神经阻滞的阳性反应在确认触发部位方面非常有用和可靠，但对阴性反应的解释必须谨慎。从球后部位开始的 MH 患者，可获得鼻旁窦 CT 扫描，以寻找接触点和其他病理，从而确认鼻源性触发部位。

## 枕小神经和第三枕神经

有一部分患者接受化学去神经支配或 GON 手术松解，可见沿 GON 走行症状改善或消除，但在侧面出现 MH 症状。作者提出枕小神经是那些遭受横向头痛和那些在枕区中部发现残余症状的第三枕神经受累的根源。

为了在解剖学上验证这一假设，我们解剖了 20 具尸体头部，以追踪枕小神经和第三枕神经的走行，并根据外部标志确定这些神经的位置[28]。用外耳道的中线和最下端之间的一条线来标准化测量这些神经。枕小神经的出现位置为距外耳道中线（65.4 ± 11.6）mm 和距外耳道中线（53.3 ± 15.6）mm 的中心区域。第三枕神经距中线（13.2 ± 5.3）mm，距两外耳道中线（62.0 ± 20.0）mm。这些信息可用于引导这些神经的化学去神经支配的临床试验，以试图消除在 GON 松解手术后患者残留的偏头痛症状。

## 耳颞神经

耳颞神经已被确定为 MH 的外周触发点之一，然而耳颞神经从腮腺出现后的远端走行并不清楚。此外，术中沿神经的走行中潜在的压迫点，还没有充分描述。

在 10 具新鲜尸体上解剖 20 个半头侧，追踪耳颞神经从颧弓下缘至颞侧头皮的走行[29]。定位压迫位点，测量从外耳道最前上点到压迫点的距离。

沿耳颞神经走行的 3 个潜在的压迫点被确定。压迫点 1 和 2 对应于耳前筋膜带。压迫点 1 大多位于外耳道的最前上方（13.1 ± 5.9）mm 和上方（5.0 ± 7.0）mm，而压迫点 2 大多位于外耳道的最前上前方（11.9 ± 6.0）mm 和上方（17.2 ± 10.4）mm。耳颞神经与颞浅动脉（压迫点 3）在 80% 的半侧存在显著的关系，有 3 种相互作用模式：单一部位动脉穿过神经（62.5%）、螺旋缠绕关系（18.8%）和神经穿过动脉血管（18.8%）。这个尸体研究的结果提供了沿耳颞神经走行的用于手术定位的潜在压迫点的信息。

## 枕大神经的解剖变异

有一项针对枕大神经和枕部周围组织变异的研究[30]，在 2003 年至 2012 年，对 272 例接受一位外科医生 GON 减压的患者进行的解剖和手术变异的前瞻性记录。数据收集是在术中进行的，并专门用于本研究。有文献记载的 GON 和枕部周围区域的解剖学变异包括斜方肌延伸至中线、异常淋巴结和 GON 分支。手术过程的变化也被记录，包括切除半脊肌的外侧部分和枕动脉。

在所有的患者中，发现 GON 均穿过半棘肌。在 67.3% 的患者，术者发现斜方肌向中线延伸，1.5% 的患者淋巴结肿大。7.4% 的患者存在 GON 分支，3.7% 的患者存在 GON 分支间的肌肉或血管。64.0% 的患者需要进行枕动脉切除术，10.7% 的患者需要切除半脊肌外侧节段。

本研究中描述的新的解剖变异提高了对术中枕区解剖的理解，并防止由于在错误的平面解剖而难以发现 GON，确保 MH 患者从手术治疗中获得最大的收益。

## 结论

通过回顾性研究、前瞻性试点研究、前瞻性随机研究、设立假手术组的前瞻性随机研究和 5 年随访，我们已经证明了外科治疗 MH 的有效性、持久性和安全性。这些临床研究都是经 IRB 批准的，其中包括至少一名经过委员会认证的专门研究头痛的神经学家，他们根据国际头痛协会的标准诊断选择患者，并规定了此类药物过度使用头痛的条件。这些研究是由整个团队设计的，但主要是由一个经验丰富的生物统计学家承担的工作。数据由护士协调员收集而不涉及外科医生，并直接提交给撰写文章结果部分的生物统计学家进行数据分析。

## 参考文献


[1] Mathew PG. A critical evaluation of migraine trigger site deactivation surgery. Headache 2014;54(1):142–152

[2] Diener HC, Bingel U. Surgical treatment for migraine: time to fight against the knife. Cephalalgia 2015;35(6):465–468

[3] McGeeney BE. Migraine trigger site surgery is all placebo. Headache 2015;55(10):1461–1463

[4] Guyuron B, Varghai A, Michelow BJ, Thomas T, Davis J. Corrugator supercilii muscle resection and migraine headaches. Plast Reconstr Surg 2000;106(2):429–434, discussion 435–437

[5] Guyuron B, Tucker T, Davis J. Surgical treatment of migraine headaches. Plast Reconstr Surg 2002;109(7):2183–2189

[6] Binder WJ, Brin MF, Blitzer A, Schoenrock LD, Pogoda JM. Botulinum toxin type A (BOTOX) for treatment of migraine headaches: an open-label study. Otolaryngol Head Neck Surg 2000;123(6):669–676

[7] Mosser SW, Guyuron B, Janis JE, Rohrich RJ. The anatomy of the greater occipital nerve: implications for the etiology of migraine headaches. Plast Reconstr Surg 2004;113(2):693–697, discussion 698–700

[8] Novak VJ, Makek M. Pathogenesis and surgical treatment of migraine and neurovascular headaches with rhinogenic trigger. Head Neck 1992;14(6):467–472

[9] Totonchi A, Pashmini N, Guyuron B. The zygomatico-

temporal branch of the trigeminal nerve: an anatomical study. Plast Reconstr Surg 2005;115(1):273-277
[10] Guyuron B, Kriegler JS, Davis J, Amini SB. Comprehensive surgical treatment of migraine headaches. Plast Reconstr Surg 2005;115(1):1-9
[11] Punjabi A, Brown M, Guyuron B. Emergence of Secondary Trigger Sites after Primary Migraine Surgery. Plast Reconstr Surg 2016;137(4):712e-716e
[12] Guyuron B, Kriegler JS, Davis J, Amini SB. Five-year outcome of surgical treatment of migraine headaches. Plast Reconstr Surg 2011;127(2):603-608
[13] Guyuron B, Reed D, Kriegler JS, Davis J, Pashmini N, Amini S. A placebo-controlled surgical trial of the treatment of migraine headaches. Plast Reconstr Surg 2009;124(2):461-468
[14] Guyuron B, Yohannes E, Miller R, Chim H, Reed D, Chance MR. Electron microscopic and proteomic comparison of terminal branches of the trigeminal nerve in patients with and without migraine headaches. Plast Reconstr Surg 2014;134(5):796e-805e
[15] Larson K, Lee M, Davis J, Guyuron B. Factors contributing to migraine headache surgery failure and success. Plast Reconstr Surg 2011;128(5):1069-1075
[16] Liu MT, Armijo BS, Guyuron B. A comparison of outcome of surgical treatment of migraine headaches using a constellation of symptoms versus botulinum toxin type A to identify the trigger sites. Plast Reconstr Surg 2012;129(2):413-419
[17] Chepla KJ, Oh E, Guyuron B. Clinical outcomes following supraorbital foraminotomy for treatment of frontal migraine headache. Plast Reconstr Surg 2012;129(4):656e-662e
[18] Faber C, Garcia RM, Davis J, Guyuron B. A socioeconomic analysis of surgical treatment of migraine headaches. Plast Reconstr Surg 2012;129(4):871-877
[19] Liu MT, Chim H, Guyuron B. Outcome comparison of endoscopic and transpalpebral decompression for treatment of frontal migraine headaches. Plast Reconstr Surg 2012;129(5):1113-1119
[20] Lee M, Monson MA, Liu MT, Reed D, Guyuron B. Positive botulinum toxin type a response is a prognosticator for migraine surgery success. Plast Reconstr Surg 2013;131(4):751-757
[21] Lee M, Lineberry K, Reed D, Guyuron B. The role of the third occipital nerve in surgical treatment of occipital migraine headaches. J Plast Reconstr Aesthet Surg 2013;66(10):1335-1339
[22] Adenuga P, Brown M, Reed D, Guyuron B. Impact of preoperative narcotic use on outcomes in migraine surgery. Plast Reconstr Surg 2014;134(1):113-119
[23] Molavi S, Zwiebel S, Gittleman H, Alleyne B, Guyuron B. The effect of preoperative migraine headache frequency on surgical outcomes. Plast Reconstr Surg 2014;134(6):1306-1311
[24] Guyuron B, Riazi H, Long T, Wirtz E. Use of a Doppler signal to confirm migraine headache trigger sites. Plast Reconstr Surg 2015;135(4):1109-1112
[25] Guyuron B, Harvey D, Reed D. A prospective randomized outcomes comparison of two temple migraine trigger site deactivation techniques. Plast Reconstr Surg 2015;136(1):159-165
[26] Guyuron B, Lineberry K, Nahabet EH. A retrospective review of the outcomes of migraine surgery in the adolescent population. Plast Reconstr Surg 2015;135(6):1700-1705
[27] Guyuron B, Nahabet E, Khansa I, Reed D, Janis JE. The current means for detection of migraine headache trigger sites. Plast Reconstr Surg 2015;136(4):860-867
[28] Dash KS, Janis JE, Guyuron B. The lesser and third occipital nerves and migraine headaches. Plast Reconstr Surg 2005;115(6):1752-1758, discussion 1759-1760
[29] Chim H, Okada HC, Brown MS, et al. The auriculotemporal nerve in etiology of migraine headaches: compression points and anatomical variations. Plast Reconstr Surg 2012;130(2):336-341
[30] Junewicz A, Katira K, Guyuron B. Intraoperative anatomical variations during greater occipital nerve decompression. J Plast Reconstr Aesthet Surg 2013;66(10):1340-1345

# 第 6 章

# 头痛诱发部位的检测

*Bahman Guyuron*

**要 点**

- 要求患者记录 1 个月的偏头痛（MH）日志，包括 MH 起始点、频率、强度、持续时间和首次就诊前的相关症状。
- 在首次就诊时，要求患者通过检查日志确定最常见和发作最强烈的 MH 部位。
- 回顾与每个触发点相关的综合征，以进一步验证 MH 起始点。
- 指导患者用示指指尖指向疼痛或压痛最明显的部位，特别是当患者就诊时发生头痛该检查更有意义。
- 如果患者能识别出压痛的特定部位，进行标记并用多普勒寻找血管信号。
- 结合患者确认的 MH 发病部位、存在特定部位的综合征和在疼痛起始部位或压痛点最明显部位出现的多普勒信号，可以可靠地确认疼痛触发部位。
- 若在确定或疑似触发部位注射 0.5~1mL 罗哌卡因（Naropin）进行阻滞后疼痛消除，则可以进一步确认触发部位。
- 如果患者不能确定触发点是一个特定的点，而是比较弥散的疼痛，在可能累及神经的解剖分布区域注入 0.5~1mL 的罗哌卡因。
- 如果患者在检查时指的是无活动性疼痛区，但无法确定疼痛或压痛点，则必须依靠综合征或注射肉毒杆菌毒素 A（BT–A）确定，除非头痛始于球后部位。
- 鼻腔 CT 在评估起源于球后部位的 MH 时是非常重要的。
- 一系列症状包括球后疼痛、接触点的 CT 表现、鼻甲肥大、鼻甲逆卷和（或）Haller 细胞是鼻源性 MH 诊断的依据。
- 神经阻滞阴性或对 BT–A 注射缺乏反应并不一定能完全排除该部位是 MH 的诱发部位，因为三叉神经或枕神经的中枢敏化，以及弥散性炎症可能会阻止对神经阻滞或注射 BT–A 产生显著反应。
- 在鼻腔内点触发，或者血管、筋膜带及骨孔内卡压导致的神经激惹诱发 MH，注射 BT–A 可能无效。
- 让患者理解，虽然他们中的大多数人将完全消除偏头痛，但对一些人来说，可能需要额外的手术才能实现无偏头痛发作的状态，这一点很必要。
- 为了便于沟通，我们把偏头痛触发点从Ⅰ到Ⅶ用拉丁字母进行编号。

## 引言

我们在偏头痛手术方面的丰富经验使我们得出结论，那些术后偏头痛症状没有得到完全缓解的患者通常是在初次手术之前的评估中未发现疼痛的部位。虽然患者可能会认为手术失败，但在进一步详细体检后，他们一致认为 MH 触发位点并不是来自最初的手术部位。最常见的是，这些是 MH 二级触发点[1]。在极少数情况下，治疗失败是由于初次手术不完全造成的。在过去的 17 年间，仔细询问病史帮助我们改进了触发部位检测的技术水平。在本章中，我们将详细回顾目前检测偏头痛触发部位的方法（图 6.1）。

## 偏头痛日志维护

在等待就诊期间，患者被要求记录 1 个月的 MH 日志。日志记录周期不一定恰好为 1 个月，但是 30 天的日志将提供最有价值的信息。该日志的目的是记录 MH 发起的常见触发点、MH 的强度、频率和持续时间，以及汇总与 MH 相关的症状。这些结果可以与术后的记录进行比较。这种记录技术避免了单纯依赖患者回忆。大多数 MH 患者服用多种损害他们的记忆和认知功能的药物，因此可能无法准确地记住信息，这些信息是决定触发部位和是否实施手术的重要参考。因此，日志记录至关重要，这个日志也将记录他们每次经历

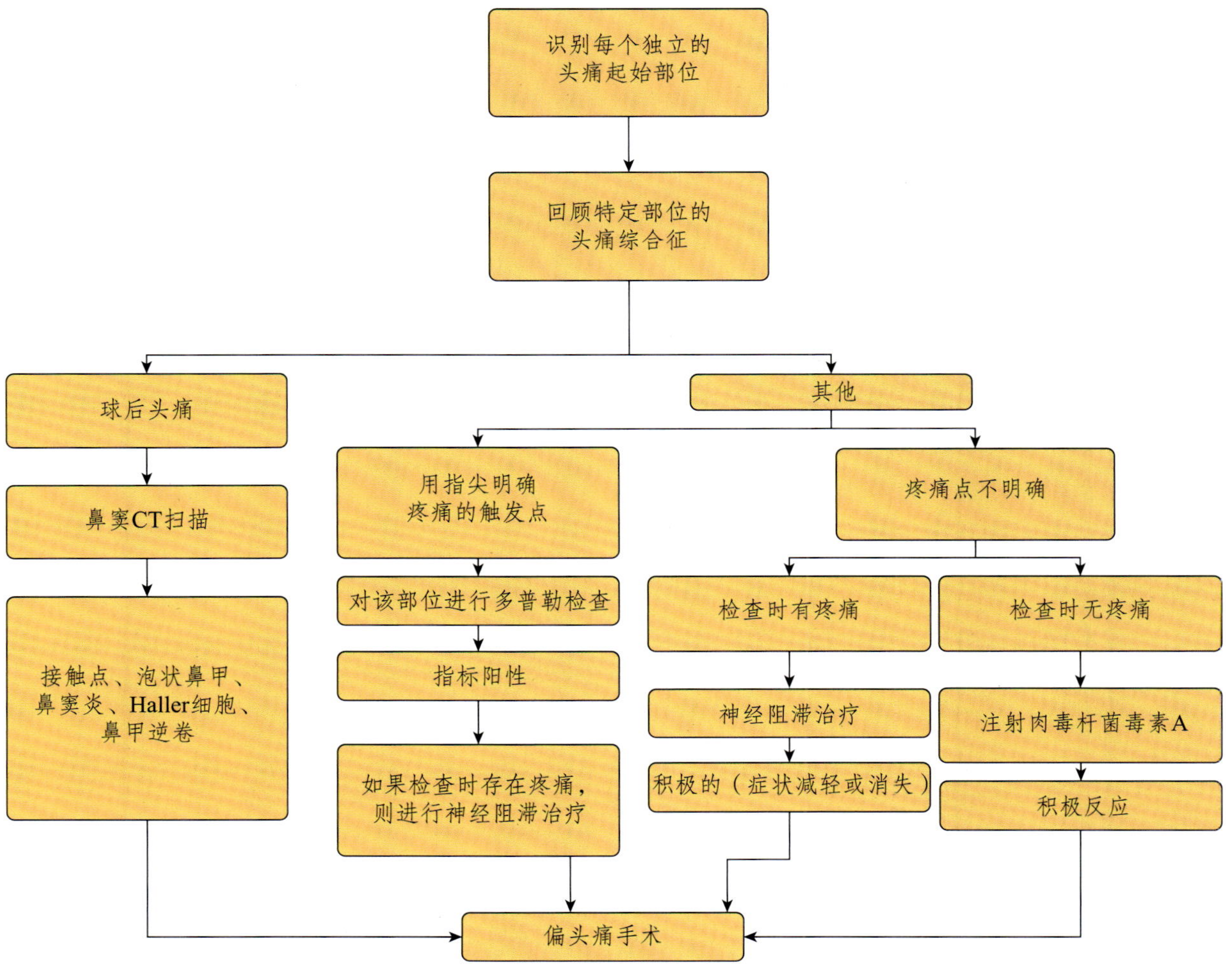


图 6.1　偏头痛触发部位的检测方法。

MH 时相关的症状和药物。

## 确定偏头痛起始点

患者能够向医生提供的最有价值的信息是头痛发作的起始位置。在对头痛部位的初步评估中，患者往往对偏头痛部位非常模糊，用整只手或多根手指指出该部位。最重要的是要让患者尽可能地配合，并尽可能精确地确定触发部位。为了达到这个目的，重要的是要鼓励患者用示指指出他们可能开始感到疼痛或压痛的部位几次，以确保疼痛部位的一致性。这种方法会诱发患者疼痛，患者可能会抵制，但在强调这一信息的重要性后，他们几乎总是可以从检查中得到预期的结果。每个患者可能有多个触发部位，第一步是关注 MH 最常见和最严重的起点。一旦明确发现最常见的触发部位，下一个问题将查找第 2 常见的触发部位，MH 将独立于第 1 个触发部位出现。疼痛从一个部位延伸到另一个部位是很常见的，但它并不一定构成第 2 个触发部位。通过一个循序渐进的过程和耐心的问诊，医生可以识别出每个独立的触发位点。然后用记号笔轻轻标记确定的位置。很少有患者在反复尝试后仍可能无法确定 MH 疼痛的位点。对于这类患者叮嘱其在疼痛发作时指着疼痛部位拍张照片，这种方法对寻找疼痛触发位点会很有帮助。同样，非常重要的是要通过反复询问来确保观察到的每个部位的 MH 是一个独立的头痛部位，它不是疼痛从另一个部位延伸出来的，而且头痛可以出现在每个部位而其他部位不产生疼痛。

## 综合征

在患者指出疼痛部位后，了解患者的综合征是有所帮助的。再次强调的是，患者可以提供给检查者最重要的信息就是触发位点。然而特有的综合征有助于识别触发点位，尤其是在患者不能准确识别头痛的位点时。表 6.1 至表 6.4 是所有 4

| 表 6.1　额部偏头痛相关综合征 |
|---|
| 疼痛从眉毛水平处开始，或者位于眉毛的下方或上方 |
| 多普勒信号常出现在疼痛最敏感的部位 |
| 在活动和休息时有强烈的皱眉肌活动导致深皱纹 |
| 眶上神经和滑车上神经从皱眉肌或眶上孔穿出的位点触摸疼痛明显 |
| 患者在疼痛时，通常会出现患侧眼睑下垂 |
| 在初期按压这些部位可缓解疼痛 |
| 应用冷或热敷通常可减轻或防止疼痛 |
| 疼痛本身通常是爆发性的 |
| 压力通常会触发偏头痛 |

| 表 6.2　颞部偏头痛相关综合征 |
|---|
| 疼痛位点位于太阳穴外侧约 17mm，外眦后方约 6.5 mm |
| 患者通常会在早上醒来时感到疼痛，而且他们整晚都在咬紧牙关或磨牙 |
| 疼痛常与颞肌或咬肌的压痛有关 |
| 可能会出现牙面磨损 |
| 从颞深筋膜处揉或按三叉神经颧颞支穿出的位置，可暂时停止或减轻疼痛 |
| 对这些部位进行冷敷或热敷通常可以减轻或停止疼痛 |
| 疼痛通常是爆发性的 |
| 压力往往会诱发偏头痛 |
| 在该位点多普勒信号可被识别 |

| 表 6.3　鼻源性偏头痛相关综合征 |
|---|
| 疼痛从眼睛后方开始 |
| 患者通常早上或晚上醒来时感到疼痛 |
| 通常情况下，MH 和天气变化有关 |
| 鼻漏可伴随患侧疼痛 |
| 这种类型的 MH 可能与鼻过敏发作有关 |
| 月经周期会引发 MH |
| 这种疼痛的特征是爆发性的 |
| CT 扫描可能会发现鼻甲肥大、鼻甲与鼻中隔接触的鼻中隔偏曲、大鼻中隔及 Haller 细胞等 |

表 6.4　枕部偏头痛相关综合征

| |
|---|
| 疼痛开始于枕大神经从头半棘肌的出口处（枕粗隆尾 3.5cm，中线外 1.5cm） |
| 多普勒信号可在疼痛最显著的部位识别 |
| 患者可能有鞭打伤史 |
| 颈部肌肉通常是紧绷的 |
| 剧烈运动会引发 MH |
| 早期压迫此部位可止痛，而晚期此部位会感到压痛 |
| 在这个部位用冷敷或热敷可在一定程度上缓解疼痛 |
| 精神压力可能是枕骨 MH 的主要诱因 |

个主要触发部位的综合征。这种综合征非常可靠，对发现疼痛触点非常有效，即使没有多普勒信号或患者不能准确指出疼痛位点时。然而，医生获得的信息越多，越有可能检测出所有的疼痛位点，从而成功消除 MH，而不是改善 MH。

认识到许多症状可以在不同的触发点存在是至关重要的。此外，疼痛可以从一个部位延伸到另一个部位。最重要的是，要不断地将患者的注意力转向疼痛的起点，并确认疼痛部位的独立性。

一些表现是高度特异性的，如额部 MH 患者的疼痛始于眉区，并伴有凸出的皱眉肌。三叉神经颧颞支（ZTBTN）刺激引起的颞部 MH 患者指出，疼痛中心位于眼角外侧约 17mm、头侧约 6.5 mm 的太阳穴中心凹陷区。这个部位的外侧或后方的疼痛可能与该神经的后支、耳颞神经的前支或颧面神经的一支有关。触发部位为颧骨末梢神经的患者常报告夜间磨牙或咬牙，早晨醒来时该部位疼痛。触发部位为鼻源性的患者会从眼睛后面开始疼痛，几乎总是与天气变化有关，通常在半夜或早晨醒来时伴有头痛。性高潮或月经相关的 MH 是这个触发位点普遍存在的症状。值得注意的是，所有这些鼻源性 MH 的因素都通过激素、大气或姿势的改变导致鼻甲增大。鼻甲尺寸的增加可能会导致鼻腔内部结构之间的接触。与枕大神经相关的枕部 MH 通常开始于接近枕区中线或在枕区中线 5cm 以内，至少在枕发际线以上 2.5cm，并以垂直和横向的方式向头部延伸。枕小神经 MH 离发际线更近，位于枕大神经区域的外侧，疼痛常延伸至耳或太阳穴顶部。枕部 MH 患者通常有鞭打伤史。

## 使用指尖

最重要的一点是成功获得患者的配合，用指尖指出头痛的准确位点。对一些患者来说，这可能非常容易，而对另一些患者来说，则非常具有挑战性。坚持不懈是至关重要的。反复询问可以帮助确定和确认这个部位。即使患者在体检时并未出现头痛，也可以通过询问病史和体检确认疼痛位点。证实触发点的另一种方法是让患者指出他们、他们的配偶或朋友在 MH 级联反应开始时通过按压触发位点终止发作。穴位上的压力会阻止血液流经神经附近的血管，从而导致神经受到激惹。每个患者不一定都能找到这个点，但绝大多数都会找到。一旦确定了触发点，就轻轻地标记出来，用多普勒探测器探查。

## 多普勒信号

超声多普勒是一种非常有用的检测触发部位的工具。我们发现那些能准确指出 MH 部位的患者，特别是那些患有非特定部位头痛的患者，几乎总是在那个部位出现多普勒信号[2]。有趣的是，如果患者能精确地指出偏头痛的部位，这个信号就能始终被多普勒识别出来。有时，在检测多普勒信号之前，有必要要求患者多次指向该区域。然而，这种多普勒信号通常可以在第一次使用时就识别出疼痛位点。我们的局部解剖研究[3-12]已经证实，通常有一根血管穿过神经或与神经缠绕在一起，这通常是 MH 的起始位置。神经 / 血管的相互作用作为外周刺激的机制一直是过去几十年报告的主题[13]。我们的电子显微镜和蛋白质组学研究表明，MH 患者有髓鞘缺乏症[14]。髓鞘缺失神经旁的血管搏动是否为 MH 的真正触发源还有待证实，但这似乎是一个合乎逻辑的潜在解释。

为了准确地使用多普勒，患者被要求用示指指尖相对准确地指出疼痛触发点。位置被标记，多普勒被用来检测信号。多普勒探头需要小范围移动以便于识别血流信号。患者首先用示指指向特定部位，然后在该部位检测到多普勒信号，这两个步骤的结合是确定触发部位的一种非常可靠和客观的手段。超声多普勒是一种手持式、低成本的设备，几年来它已经成为我们偏头痛手术实践中不可或缺的一部分。

我们的团队已经证明，约 34% 的耳颞神经与颞浅动脉相交[15]。虽然在大多数情况下血管和神经均为单点交叉，但少数情况下也可能螺旋交叉，后者在枕神经中比在耳颞神经中更常见。枕小神经也可在枕动脉分支的上方或下方形成单点交叉，这种情况占 55%[3]。这个交叉点通常位于外耳道尾侧 16~22 mm，中线外侧 51 mm 处。

在主要触发部位减压后，超声多普勒用于识别次要触发部位，其已经成为一种非常有价值的工具。这些部位沿着先前减压术后神经走行，但往往在主要的触发部位更外围，如顶点、上前额、外侧上颈部区域，特别是颞区。这些通常表现为散发性头痛。可检测到的颞侧超声多普勒信号触发点的位置可能在 ZTBTN 的原点附近到耳上区域的任何位点，有时在耳前区（图 6.2 至图 6.4）。如何通过多普勒信号找到这些少见的 MH 触发点是非常有趣的事。

## 神经阻滞

如果患者认为疼痛区域是“区域”而不是“点”，或者有可检测到的多普勒信号，只要患者在检查时感到疼痛，就可以通过神经阻滞进一步确认触发部位。要求患者指向疼痛部位，并标记疼痛部位，根据触发部位和神经的深度，用 0.5~2mL 罗哌卡因（Naropin）浸润疼痛部位。大多数时候，注射 0.5~1mL 就足够了。根据实际情况，使用长度为 0.5~1 英寸（1 英寸约为 2.54cm）的 30 号或 31 号针。耳前颞部、枕小神经、眶上神经和滑车上神经 MH 用 0.5 英寸的针注射，而枕部和 ZTBTN 部位可能必须用 1 英寸的针注射，剂量为 1~2mL。几乎无一例外的是，患者会在几分钟内（5~10 分钟）得到改善或疼痛消除。神经阻滞阳性反应是触发点存在高度可靠和值得信赖的证据，但阴性反应不能完全排除触发点的存在。当整个三叉神经分支被激惹和中枢敏化，局部麻醉则不能完全消除疼痛。在这方面，如果我们将三叉神经比作一棵树，偏头疼就是树着火了，这对患者来说是一个特别有用的类比。解释说，如果树枝着火了，立即在树枝上浇水，可以避免火蔓延至其他树枝上，火就会被扑灭。然而，当整棵树着火时，很难确定火是从哪里开始的，即使发现了火，并将水浇在树枝上，也不能拯救整棵树。

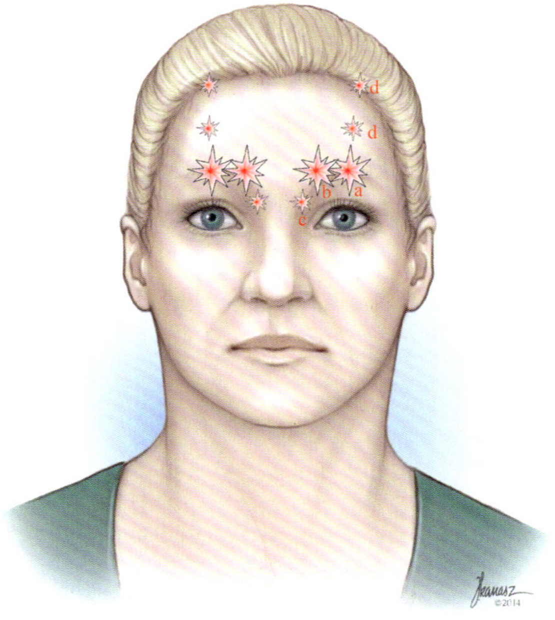


**图 6.2** 常见和少见的额叶触发部位示意图，包括眶上 (a)、滑车上 (b)、滑车上尾侧分支 (c)、远端分支或眶上神经分支 (d，可能的区域性头痛部位)。

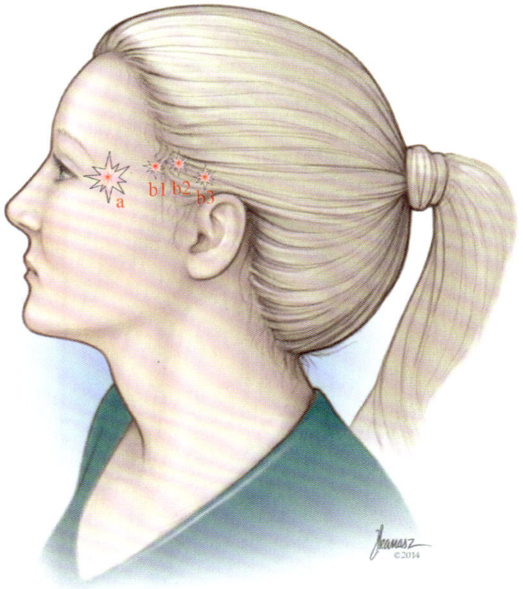


图 6.3　各种颞侧触发点的示意图。ZTBTR 神经 (a) 和耳颞神经的分支是常见颞触发点，可以从三叉神经颧颞支的外侧延伸到耳门的正上方 (b1, b2, b3)。

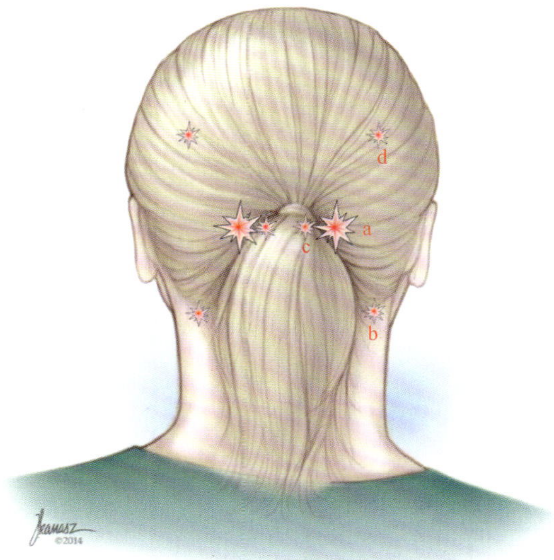


图 6.4　枕大点 (a)、枕小点 (b)、第三枕大点 (c) 和部分散发或远端枕大点 (d) 的示意图。

我们的目标，就像在树着火的例子中一样，是在一连串的因素导致整个头部疼痛之前，确定最初的触发点，以停止这一过程。这个解释可以帮助患者更好地理解治疗起作用的本质，以及触发点对偏头痛至关重要的价值。也让他们理解了为什么神经阻滞有可能不会起作用，以及阻滞剂注入延迟不能发挥其作用的原因。

对于带状疼痛而不是指尖能够定位的疼痛患者，必须阻断所有可能受到激惹的神经，如眶上神经、滑车上神经、耳颞神经或枕大神经。

患者偶尔会在一些少见的部位出现疼痛，如滑车下、颧面、根和主要神经末梢支。几乎无一例外，人们可以在这些位点识别多普勒信号。

## 肉毒杆菌毒素 A

在偏头痛手术的初步研究中，A 型肉毒杆菌毒素（BT-A）是触发检测过程中不可或缺的一部分。然而，我们逐渐得出的结论是，坚持我们的方法虽然适用于本地患者，但对于距离我们诊所较远的患者来说极其烦琐，有时甚至不切实际。此外，我们注意到，可能从手术中获益的患者由于对 BT-A 无效而被拒绝接受这种治疗。这种注射可在几个触发部位产生积极的变化，如当疼痛为鼻源性触发部位，因血管或机械刺激神经而不累及肌肉时。此外，由于保险公司往往不支付用于检测触发部位的 BT-A 注射费用，这一过程成本过高。在一项研究中，我们比较了使用 BT-A 检测或不检测触发部位的患者进行偏头痛手术的结果，并得出结论，两者之间没有统计学差异[16]。考虑到这些事实，我们现在很少使用 BT-A 作为发现触发位点的手段。然而，对于那些缺乏经验的外科医生来说，这可能是一种确认触发部位的有用方法。对于那些选择注射 BT-A 且远离我们诊所的患者，首先使用 1 个月的日志和症候群识别出所有独立的触发部位，然后在这些部位注射

BT–A。对于额部 MH 患者，我们使用 25 单位溶解于 0.5mL 生理盐水的 BT–A 双侧注射眉间肌（每侧注射 12.5 单位）。同样，对于颞侧 MH，在每侧颞肌注射 25 单位溶解在 0.5mL 生理盐水中的的 BT–A，在双侧枕大神经部位注射等量的 BT–A。同样，所有这些位点都可以在一次就诊过程中注入。结果将在 1 个月后检查，并对每个独立的位点分别进行评估。随访评估通过 Skype、FaceTime 或电话进行。对于当地患者，可以选择在一次就诊过程中注射所有独立的部位，或以分阶段的方式注射。在分阶段注射方案中，最常见的触发部位首先注射 BT–A。1 个月后对患者进行检查以评估结果。如果头痛不能消除，注射将在第 2 常见的 MH 部位重复进行。这个过程将重复进行，直到检测出所有的触发部位。一般来说，最多注射 3 次就能识别出所有的触发部位。

重要的是要认识到，BT–A 在与鼻源性、血管源性、筋膜带或骨隧道（如穿过眶上孔的眶上神经）相关的刺激触发部位可能无效。因此，对 BT–A 的阴性反应必须谨慎解读。有时，在触发部位以外注射 BT–A 后，头痛的强度会降低，因为它减少了与肌肉运动相关的额外损伤，或由于 BT–A 的抗炎作用。然而，头痛发作频率却很少改变。我们已经证明，对 BT–A 的阳性反应可以提高手术成功率。虽然从表面上看，这项研究的结果似乎与我们先前比较综合征的研究相反，但实际上它们并不矛盾。一种是预测 BT–A 反应对整体结果的作用；而另一种是比较手术结果，当 BT–A 用于检测触发部位而不是综合征时。

## 计算机断层扫描（CT）的使用

对始于球后区疼痛的 MH 患者，CT 扫描是一个非常可靠的工具。隔膜和鼻甲骨之间或鼻中隔和鼻腔侧壁之间任何接触点、泡状鼻甲、逆向鼻甲、Haller 细胞，以及任何鼻窦炎症的存在都可能引发 MH[20]。这些患者通常有相应的症状表 6.3，最重要的是从眼睛后面开始的疼痛，天气变化可引起疼痛。此外，同样的 CT 扫描可用于识别眶上孔的病变，这对于同时伴有球后和眶上疼痛的患者很有意义。我们已经证明，鼻窦 CT 扫描可以可靠地显示眶上孔的存在，从而帮助检测触发部位和制订手术计划[21]。为了便于沟通，我们对偏头痛进行了分类，如表 6.5 所示[22]。

## 结论

MH 患者保持记录日志，结合示指指出头痛位点，头痛相对应的综合征，使用多普勒寻找血管信号，神经阻滞，就诊时出现头痛和鼻窦的 CT 扫描可以可靠地寻找到头痛的特定触发位点。对神经阻滞和注射 BT–A 的阳性反应有助于确认触发部位，并确保大多数患者的所有独立触发部位的手术效果。然而，BT–A 注入过程的复杂性使得其在常规使用中很少应用。

**表 6.5　触发位点分类**

| |
|---|
| 位点Ⅰ：额部头痛 |
| 位点Ⅱ：颞部头痛 |
| 位点Ⅲ：鼻源性头痛 |
| 位点Ⅳ：枕大神经痛 |
| 位点Ⅴ：耳颞神经痛 |
| 位点Ⅵ：枕小神经痛 |
| 位点Ⅶ：孤立头痛和区域性头痛 |

## 参考文献

[1] Punjabi A, Brown M, Guyuron B. Emergence of secondary trigger sites after primary migraine surgery. Plast Reconstr Surg 2016;137(4):712e–716e
[2] Guyuron B, Riazi H, Long T, Wirtz E. Use of a Doppler signal to confirm migraine headache trigger sites. Plast Reconstr Surg 2015;135(4):1109–1112
[3] Lee M, Brown M, Chepla K, et al. An anatomical study of the lesser occipital nerve and its potential compression points: implications for surgical treatment of migraine headaches. Plast Reconstr Surg 2013;132(6):1551–1556
[4] Junewicz A, Katira K, Guyuron B. Intraoperative anatomical variations during greater occipital nerve decompression. J Plast Reconstr Aesthet Surg

2013;66(10):1340–1345
[5] Chim H, Okada HC, Brown MS, et al. The auriculotemporal nerve in etiology of migraine headaches: compression points and anatomical variations. Plast Reconstr Surg 2012;130(2):336–341
[6] Janis JE, Hatef DA, Ducic I, et al. The anatomy of the greater occipital nerve: Part II. Compression point topography. Plast Reconstr Surg 2010;126(5):1563–1572
[7] Janis JE, Hatef DA, Thakar H, et al. The zygomaticotemporal branch of the trigeminal nerve: part II. Anatomical variations. Plast Reconstr Surg 2010;126(2):435–442
[8] Janis JE, Ghavami A, Lemmon JA, Leedy JE, Guyuron B. The anatomy of the corrugator supercilii muscle: part II. Supraorbital nerve branching patterns. Plast Reconstr Surg 2008;121(1):233–240
[9] Janis JE, Ghavami A, Lemmon JA, Leedy JE, Guyuron B. Anatomy of the corrugator supercilii muscle: part I. Corrugator topography. Plast Reconstr Surg 2007;120(6):1647–1653
[10] Dash KS, Janis JE, Guyuron B. The lesser and third occipital nerves and migraine headaches. Plast Reconstr Surg 2005;115(6):1752–1758, discussion 1759–1760
[11] Totonchi A, Pashmini N, Guyuron B. The zygomaticotemporal branch of the trigeminal nerve: an anatomical study. Plast Reconstr Surg 2005;115(1):273–277
[12] Mosser SW, Guyuron B, Janis JE, Rohrich RJ. The anatomy of the greater occipital nerve: implications for the etiology of migraine headaches. Plast Reconstr Surg 2004;113(2):693–697, discussion 698–700
[13] Murillo CA. Resection of the temporal neurovascular bundle for control of migraine headache. Headache 1968;8(3):112–117
[14] Guyuron B, Yohannes E, Miller R, Chim H, Reed D, Chance MR. Electron microscopic and proteomic comparison of terminal branches of the trigeminal nerve in patients with and without migraine headaches. Plast Reconstr Surg 2014;134(5):796e–805e
[15] Janis JE, Hatef DA, Ducic I, et al. Anatomy of the auriculotemporal nerve: variations in its relationship to the superficial temporal artery and implications for the treatment of migraine headaches. Plast Reconstr Surg 2010;125(5):1422–1428
[16] Liu MT, Armijo BS, Guyuron B. A comparison of outcome of surgical treatment of migraine headaches using a constellation of symptoms versus botulinum toxin type A to identify the trigger sites. Plast Reconstr Surg 2012;129(2):413–419
[17] Janis JE, Hatef DA, Hagan R, et al. Anatomy of the supratrochlear nerve: implications for the surgical treatment of migraine headaches. Plast Reconstr Surg 2013;131(4):743–750
[18] Fallucco M, Janis JE, Hagan RR. The anatomical morphology of the supraorbital notch: clinical relevance to the surgical treatment of migraine headaches. Plast Reconstr Surg 2012;130(6):1227–1233
[19] Lee M, Monson MA, Liu MT, Reed D, Guyuron B. Positive botulinum toxin type a response is a prognosticator for migraine surgery success. Plast Reconstr Surg 2013;131(4):751–757
[20] Behin F, Behin B, Bigal ME, Lipton RB. Surgical treatment of patients with refractory migraine headaches and intranasal contact points. Cephalalgia 2005;25(6):439–443
[21] Pourtaheri N, Chepla K, Guyuron B. The role of perinasal computerized tomography in the surgical management of patients with frontal migraine headaches. Plast Reconstr Surg (submitted)
[22] Forootan NS, Lee M, Guyuron B. Migraine headache trigger site prevalence analysis of 2590 sites in 1010 patients. J of Plast Reconstr Aesthet Surg 2017;70(2):152-158

# 第7章

# 额部偏头痛的外科治疗（位点Ⅰ）

*Bahman Guyuron*

## 要 点

- 56% 的偏头痛患者经历过额部 MH。
- 头痛起始部位通常与眶上神经和滑车上神经的解剖位置相对应。
- 最重要的是要确保从前额产生的 MH 是独立的，而不是球后 MH 的延伸。
- 额部 MH 患者通常眉头纹深，相应神经走行位点有压痛，对神经阻滞和 BT−A 注射往往有良好反应。
- 鼻窦的 CT 扫描可以显示眶上主和（或）副孔存在。
- 对于单纯额部 MH 患者，手术通常经眼睑入路进行。
- 对于合并额颞部 MH 的患者，首选内镜入路，除非患者额头较长或男性型秃顶，在这种情况下，颞部手术在内镜下进行，额部手术经眼睑入路进行。
- 经眼睑入路是额部 MH 手术的主要方式，在局部麻醉或全身麻醉下进行。
- 切口位于眼睑最尾侧的鱼尾纹处。
- 最初的分离是在眼轮匝肌和眶隔之间。
- 首先确认出皱眉肌的眶上神经支。
- 尽可能彻底地切除包裹神经的肌肉，并注意保护神经。
- 分离并保护神经，烧灼并切断伴随动脉。
- 如果有，用截骨器或咬骨钳去除孔顶。
- 用脂肪移植物或脂肪注射代替切除的肌肉体积。
- 使用 6−0 快速吸收线缝合切口。
- 内镜入路需要放置 5 到 6 个内镜进入装置。
- 在骨膜下分离。
- 当这些肌肉被非优势手示指用镊子向外推时，用镊子尽可能彻底地去除这些肌肉。
- 手术的其余步骤与经眼睑入路相似。
- 充分利用整形外科技术，从颧弓上方到颞深筋膜区域收集脂肪。
- 对于年龄在 35 岁以上的患者，将软组织向外侧拉出，每侧均用 3−0 PDS 缝线将颞浅筋膜进行悬吊，并与颞深筋膜分离。

## 引言

偏头痛最常见的触发部位之一是前额，56.6% 的 MH 患者将前额区疼痛作为他们偏头痛的一个组成部分。患者最初可能描述为整个额叶区域的弥散性头痛。然而，医生通过耐心仔细地问诊，患者往往可以更精确地识别出头痛开始的区域。这个部位通常对应滑车上神经和眶上神经。重要的是要确保额部的头痛不是由鼻子、鼻窦或太阳穴引起的头痛的延伸。仔细询问患者前额头痛是否可以独立于其他触发部位而发生，可以明确前额区域经历的 MH 主要是由前额触发的，还是颞部或球后头痛向眶上神经和滑车上神经的延伸。

在压力较大的一天，额部疼痛通常在下午开始。这些头痛通常会蔓延至整个前额。少数情况下，疼痛可以局限于眶上神经的深支，也可以局限于靠近或在外侧发际线内的一小块区域，或一个孤立的点。类似的，沿滑车上神经走行的患者也会出现定位精确的头痛。几乎无一例外的是，当患者的指尖识别出这些部位时，可以在该部位检测到多普勒信号。

弥散性额部头痛患者在休息时，经常有强烈的皱眉肌活动和深深的皱眉纹，皱眉纹随着活动而加深。这个触发部位通常可以引起触痛。此外，如果患者在检查时感到疼痛，神经阻滞可能会产生非常有意义的信息。许多额叶 MH 患者对注射 BT-A 反应良好。

与此部位相关的计算机断层扫描结果包括主眶上孔或副眶上孔的存在，而不是切迹，这通常是患者头痛最严重的部位。这通常是眶上血管刺激神经的结果，触发 MH 级联反应。将神经和血管限制在一个非常狭窄的空间可以解释这个部位的强烈头痛，即使头痛是由这条神经的另一个部位引起的。鼻窦周围的 CT 扫描对发现孔和（或）副孔有帮助。

## 手术技巧

如果患者为单纯额部 MH，这种情况很少发生，外科手术可以经眼睑入路[1]或经内镜实施[2]。即使在颞侧和额侧联合 MH 的情况下，额部手术仍然可以通过眼睑切口进行，同时内镜下处理三叉神经颧颞支。这也提供了一个利用颞部端口用内镜探查眶上区域的机会。发际线后退、先天性前额长或前额圆而突出的患者尤其适合采用经眼睑入路。

### 额部偏头痛经眼睑失活术

这一手术最初是笔者为那些眉毛位置恰当、皱眉肌过度活跃的患者设计的，现在已经成为前额偏头痛减压失活手术的主要方式[1]。手术在全身麻醉或深度镇静状态下进行。如果在同一时间做眼睑成形术，那么按照传统的眼睑成形术设计切口。首先标记最尾端的鱼尾纹。第 2 个切口将与反折部分的皮肤相连。这些皮肤在内侧和外侧连接，将外侧切口置于鱼尾纹线处。如果不打算进行眼睑成形术，则将切口限制在传统睑成形术切口的内半部分（图 7.1）。上眼睑和眉间区域浸润在含有 1:100 000 肾上腺素的盐酸利多卡因内。做眼睑皮肤切口，并经轮匝肌延伸（图 7.2）。眶隔向尾侧牵拉，眼轮匝肌向头侧牵拉。进入这两个解剖结构之间容易识别的平面，首先使用单极电凝向眶上缘继续剥离（图 7.3）。用 Metzenbaum 剪刀继续分离，平行于肌纤维进行软组织分离（图 7.4）。当轮匝肌向前翻起，降睑肌和提上睑肌（皱眉肌）立即暴露在头侧的眶缘上。向内侧和外侧方向进一步分离降眉间肌（图7.5）。使用单极电凝切除该肌肉（图 7.6）。眶上神经有一个相当大的分支起源于提上睑肌。用蚊式止血钳于肌肉深处分离该神经（图 7.7）。然后抬起提上睑肌，定位神经进入肌肉的位置（图 7.8），尽可能彻底地使用电凝切除该肌肉（图 7.9）。轻微的牵引有时可能足以使肌肉撕脱，但这不应成为彻底切除肌肉的一个阻碍因素。应保守地切除降眉间肌的外侧纤维，直到滑车上神经被剥离。滑车上和眶上血管均被切除，跨过眶上切迹的筋膜被松解，如

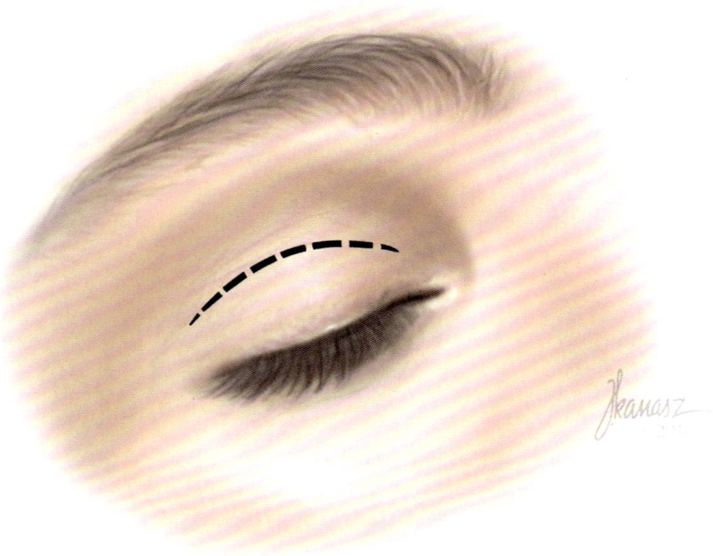

**图 7.1** 该切口设计为传统睑成形术的内侧半切口。

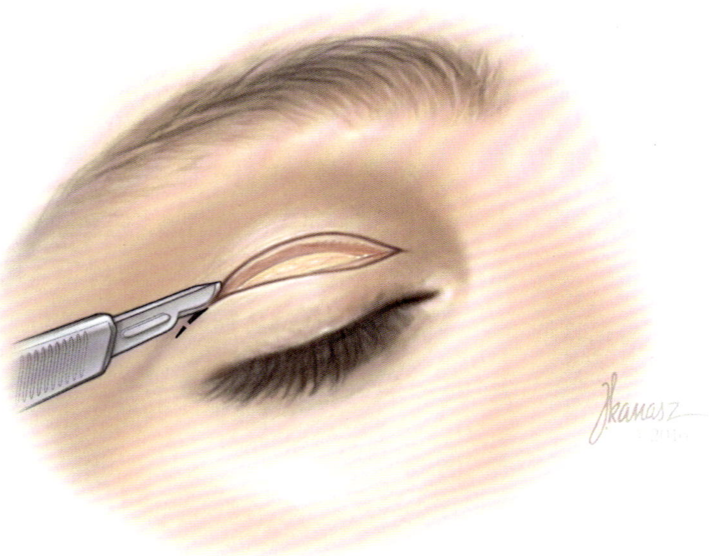

**图 7.2** 进一步切开眼轮匝肌。

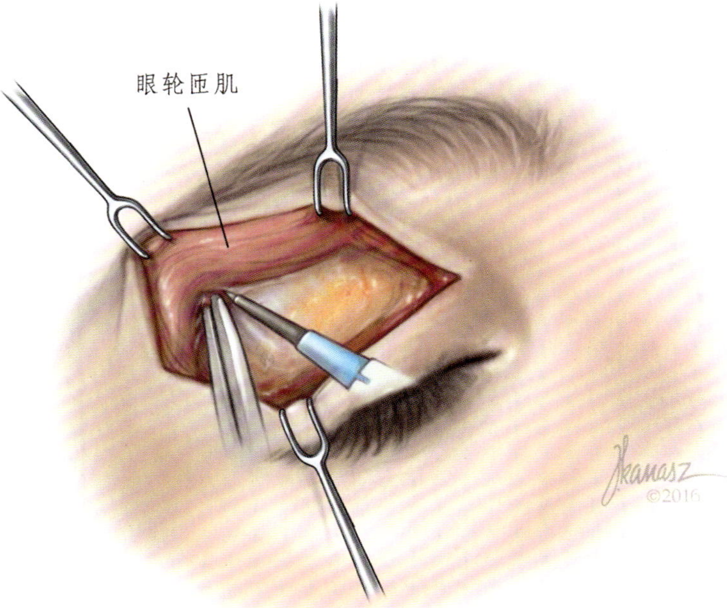


**图 7.3**　进入眼轮匝肌和眶隔之间容易辨认的平面，用单极电凝向眶上缘继续剥离。

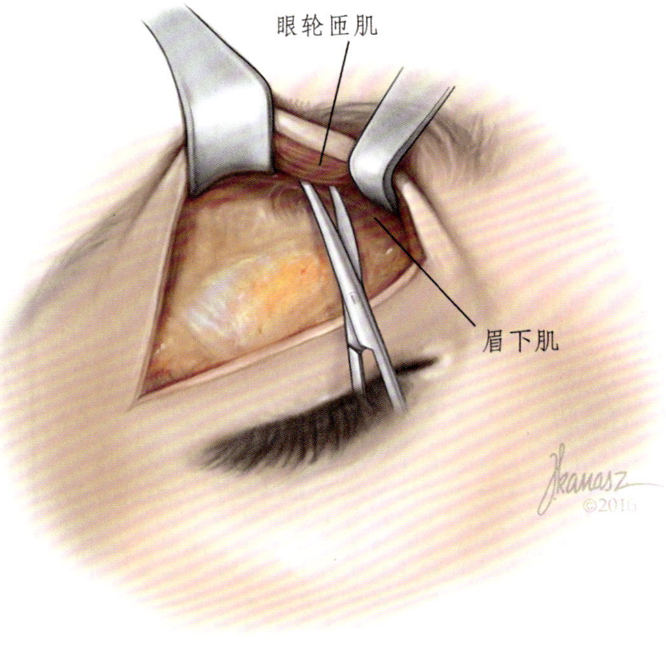


**图 7.4**　用 Metzenbaum 剪刀继续分离，平行于肌纤维进行软组织分离。

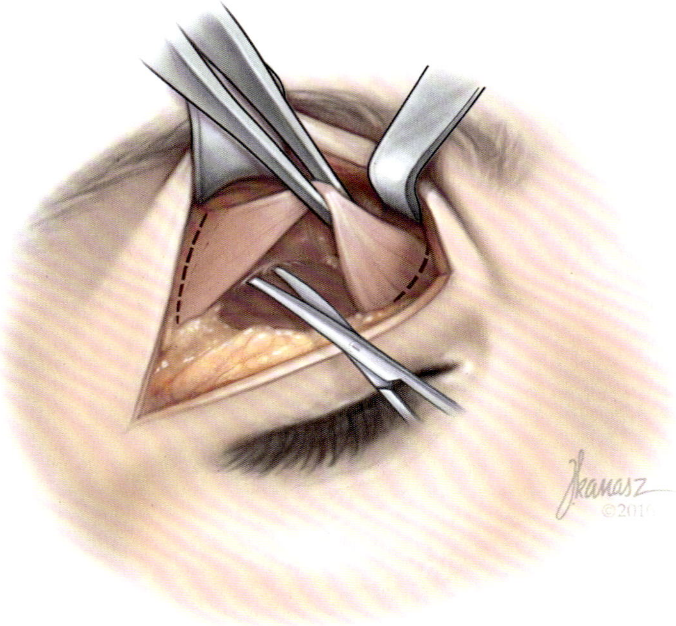

图 7.5　充分显露和解剖降眉间肌。

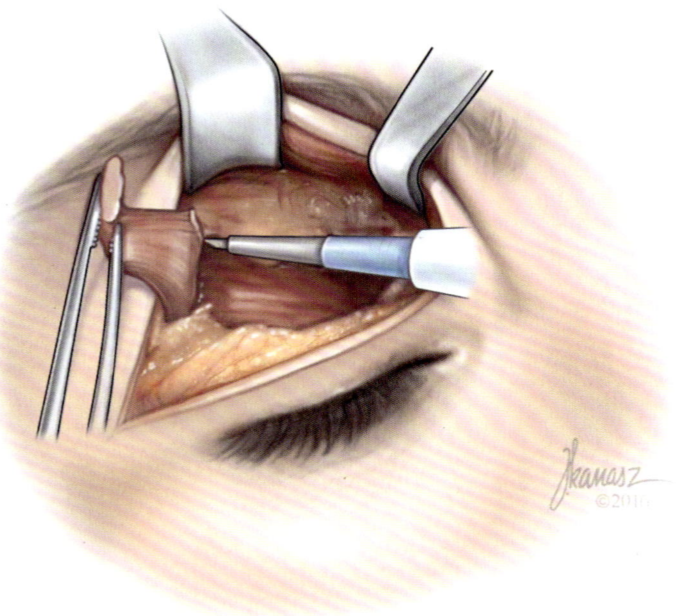

图 7.6　使用单极电凝去除下眼睑板肌。

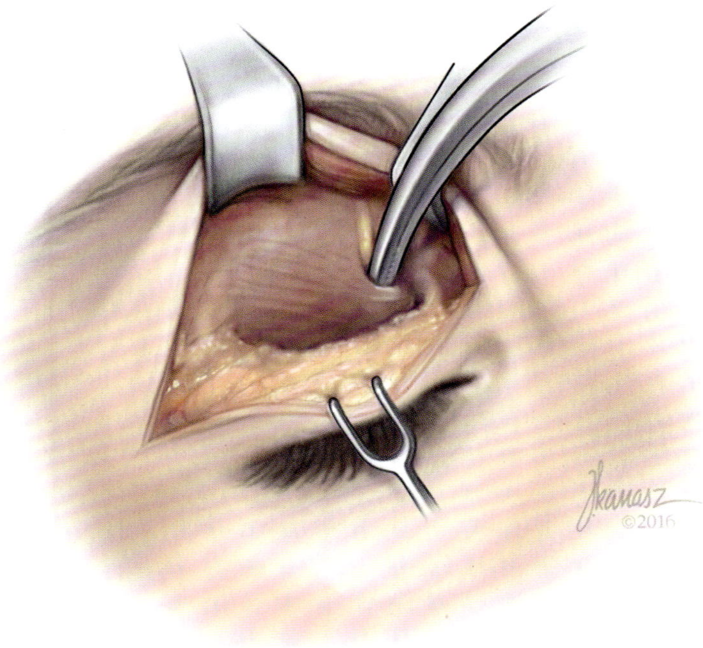


**图 7.7**　用蚊式止血钳扩大分离寻找神经穿入提上睑肌的位点。

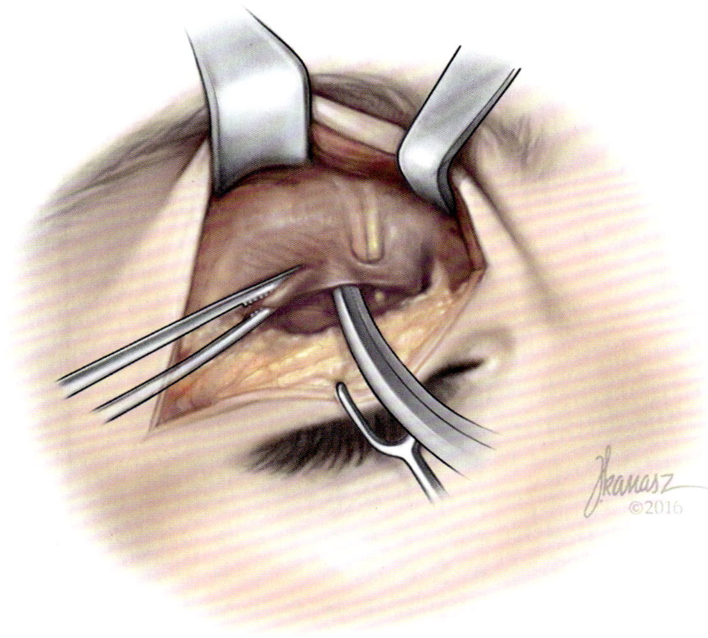


**图 7.8**　然后抬起提上睑肌，以确定神经进入肌肉的位置。

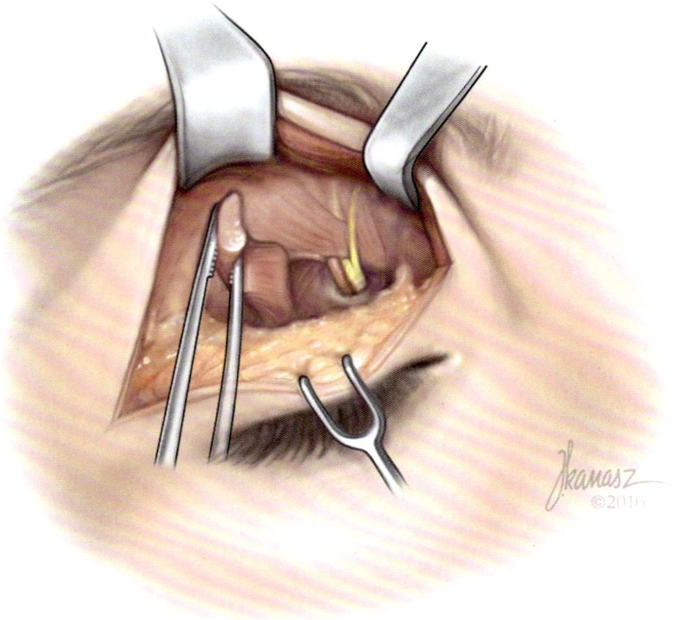


**图 7.9** 使用单极电凝，尽可能彻底地切除提上睑肌的内侧纤维。

果有眶上孔，则用截骨器或咬骨钳将其去除（图 7.10）。此时，从上眼睑内侧取出一块突出的脂肪，填充皱眉肌切除所产生的空隙中。脂肪用 6–0 薇乔或 Monocryl 缝线将脂肪移植物固定在下面的骨膜上，以防止术后尾部脂肪脱位（图 7.11）。眼睑皮肤用 6–0 普通缝线以皮下连续缝合的方式封闭，切口用杆菌肽软膏治疗。如果上睑内侧脂肪量不足，则从腹部抽吸 1mL 脂肪，尽量注射到肌肉的浅表部位。

### 恢复

许多患者的眼睛周围会出现肿胀和瘀伤，持续 1 周到 10 天。有些肿胀可能会持续几周，但不会太严重。指导患者术后立即恢复轻微常规活动，1 周恢复轻运动，3 周恢复完全运动。缝合线会自行溶解，大多数患者的缝线会在 1 周内溶解。患者在手术期间和术后 5 天接受静脉抗生素治疗。在切口处使用 1 周杆菌肽眼膏。

## 内镜下额部 MH 触发部位失活手术

这项内镜前额触发部位失活技术是由 Louis Vasconez 首先提出的，然后我们小组进行了改进[3]。本手术在全身麻醉或深度镇静下完成。额头上发际外皮肤注射 1:100 000 肾上腺素的利多卡因，有毛发的皮肤注射 1:200 000 肾上腺素的利多卡因。一般使用 5 个切口，但额头边缘长而圆的患者可能需要使用两个旁正中切口，间隔 3~4cm。正中和旁正中切口在发际线后约 0.5 cm 处进行标记。接下来，在颞侧区域标记两个切口，一个约 7cm；另一个约 10cm，这两个切口仅在患者同时需要进行三叉神经颧颞支减压或切除时使用。这些切口长度为 1.2~1.5cm，取决于头皮和皮下组织的厚度。头皮较厚时，切口稍长。这些标记之间的头发由助手编织或用止血钳固定，以避免头发污染伤口。在没有毛发的前额区域注射 1:100 000 肾上腺素的利多卡因，在切口后方约 5cm 有毛发的头皮注射 1:200 000 肾上腺素的利多卡因，以尽量减少脱发的可能性。如果颞部手术是计划的

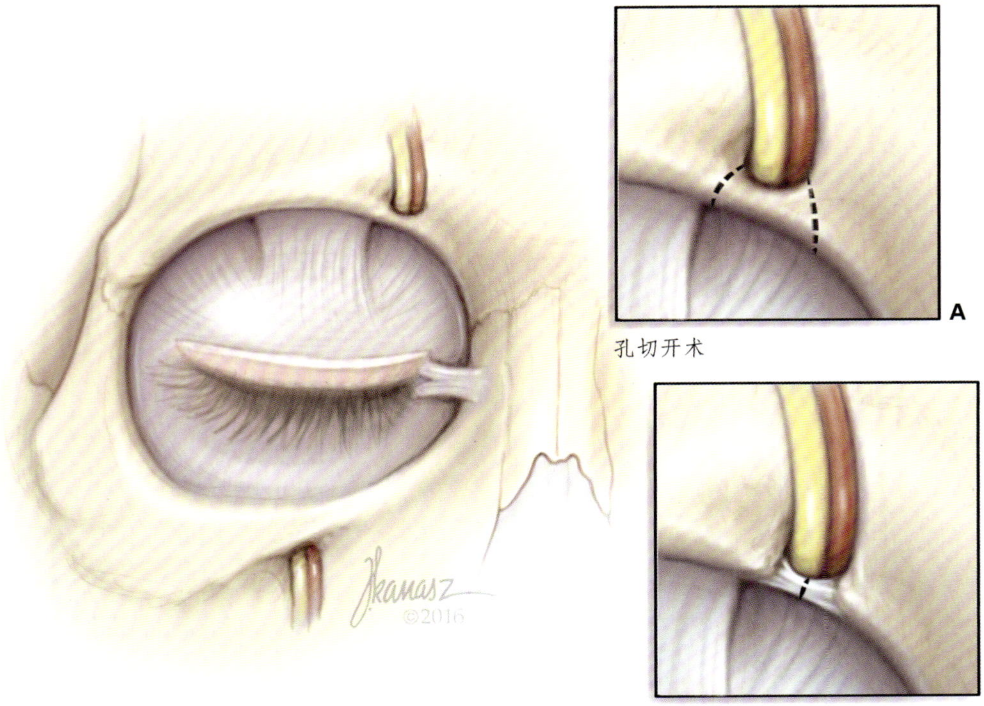


**图 7.10**　如果有眶上孔，则用截骨器或咬骨钳去除孔顶。

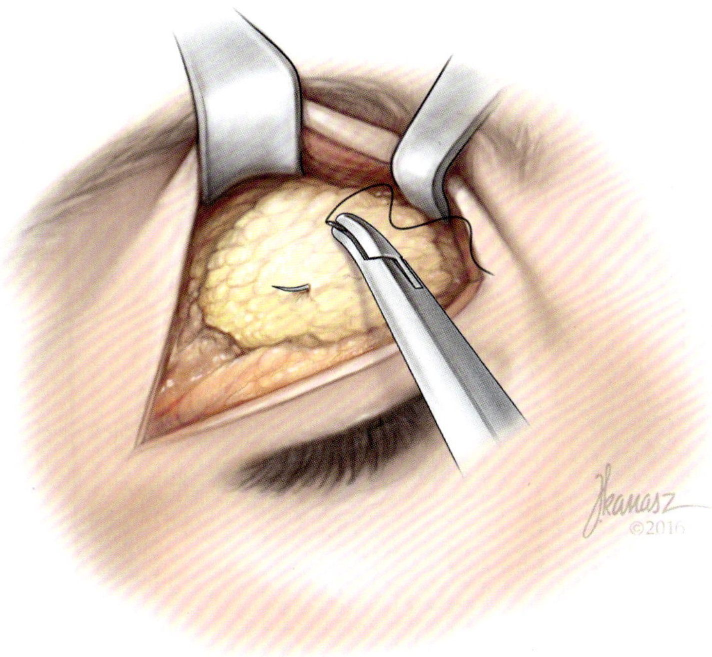

**图 7.11**　从上睑内侧隔室取来的脂肪移植物，用 6–0 薇乔或 Monocryl 缝线固定在下面的骨膜上，以防止术后脂肪尾部脱位。

一部分，则在颞侧区域触发位点的最外侧设计切口。这个切口穿过颞浅筋膜（STF）向下至颞深筋膜。使用 Metzenbaum 剪刀和筋膜分离技术暴露颞深筋膜。使用 Obwegeser 骨膜分离器，在颞深筋膜表面创造足够的空间，以允许内镜塑料鞘（EAD）插入。这个硅胶装置有两个护盾，一个较小的内部和一个较大的外部，通过一个斜向的管子连接，以在目标区域正确地引导内镜器械。在用抓钩充分显露的情况下，用 Adson 止血钳夹住较小的内侧头将内镜软套筒向内送入，同时用另一只手的拇指和示指推送套筒。这种方法可以很容易地消除管腔内的任何折叠。将骨膜分离器通过切口，向各个方向扩大分离，解剖颞深筋膜周围的软组织。大部分的内侧解剖都是在内镜直视下进行的。几乎不变的是，第 2 个切口落在骨膜上而不是颞筋膜上，靠近颞上线。第 2 个切口向下延伸至骨膜。皮肤钩通过第 2 个切口被放置在骨膜下充分显露。然后在此点引入第 2 个 EAD。在中线做第 3 个切口，再次插入 EAD。然后在左侧继续手术，从侧面开始，向内侧推进。然后用骨膜分离器将剥离的区域连接起来。对于年龄在 30 岁以上的患者，剥离在颞肌深筋膜浅表的骨膜下平面向后侧延伸 3~5cm，以允许在手术结束时轻微提升。在这个位点，通过 EAD 引入 30° 4mm 直径的内镜。在内镜下继续剥离眶上缘。用一个较长的弯曲骨膜剥离器，沿整个眶上缘剥离眶骨膜和眶周。在颞区，关键是分离 STF 表面所有的脂肪。分离到颧弓，停留在颞深筋膜上。在颞深筋膜上做一个裂口，裂口位置在颧弓的头侧尽可能靠近内侧。在向外按压下颌弓时移植脂肪。边缘弓松解，骨膜抬高至眶上缘，直至可见眶隔，眶隔呈亮灰色外观。在 30 岁以上的患者，沿外侧眶缘的骨膜也会被剥离。随着剥离向内侧推进，可见眶上神经和血管，也可见滑车上神经。通常需要切除部分或全部的皱眉肌，以暴露滑车上神经和动脉。眶上神经离解剖区较近，较容易辨认。皱眉肌位于滑车上静脉和眶上静脉之间的交通静脉的表面（前）。烧灼这条静脉，用抓钳或活检钳尽可能彻底地切除提上睑肌、下睑肌和降眉间肌的外侧纤维。必要时，用神经钩将神经牵开以保证安全。几乎所有的患者都没有横切上睑区上的骨膜，除非有明显的内侧眉上睑下垂并在根部有皮肤反折。对侧按照同样的步骤操作。切除眶上动脉和滑车上动脉。

如果遇到眶上孔，经皮使用 2mm 截骨器将其转换为切迹。这需要经验，最好由操作经验丰富的颅面医生进行，尽可能小心避免对眶内容物的损伤。使用 Valley Lab 吸引双极电凝逐步地进行严格止血。然后在肌肉切除部位填充脂肪，这些脂肪是之前从颧骨上方获得的。每侧放置一个筋膜悬吊缝线，以悬吊位于颞肌深筋膜处最外侧切口的前部。为了达到适当的固定，在最外侧切口的前 / 尾 1/3 和后 / 头 2/3 的交界处放置两个单皮钩，牵拉切口边缘。用非优势手的示指外翻切口尾部，同时用 3-0 PDS 缝线进出，穿过 STF，然后从同一切口的另一侧进出。接下来，皮肤钩放置在切口头侧或后 1/3 处，用于将头皮尽可能向后拉至所需的方向（通常为 45°），对 30 岁以上的患者可轻微提拾。手术路径主要指向外侧和头侧。穿过切口前部的缝线然后穿过颞深筋膜。当外科医生看到眉毛被重新复位到审美满意的水平，便逐渐缝合。用 5-0 单臂线修复骨膜，皮肤用 5-0 普通线闭合。在患者被转移到恢复室之前，在前额区域，特别是滑车上神经和眶上神经的区域，注射大量罗哌卡因，以减轻术后的不适。

## 恢复

手术后的恢复类似于经眼睑切除。然而，眶周肿胀的程度可以轻一些。在切口上覆盖一层薄薄的杆菌肽，持续约 1 周。患者可以在 2 天内淋浴，轻轻地清洗患处。禁止使用吹风机 2~3 周。术后恢复轻度运动，在 1 周内可进行轻度运动，在 3 周内可恢复完全运动。鼓励患者在手术后立即行走。

## 孤立头痛位点的治疗

一些患者在偏头痛诱发部位失活后，在前额或额部头皮有明显的触发点。这些患者可以用指尖识别该部位，通常在没有提示的情况下自觉指向该部位。多普勒信号几乎总能在现场被识别。只要患者在就诊时仍有头疼，神经阻滞对外科医生和患者来说都是非常有用的。对于那些在眉毛下方和眶上缘有单独触发部位的患者，当多普勒证实其存在后，采用经眼睑切口切除责任血管。对于中前额或额部区域的外周部位，在患者确认疼痛部位并经多普勒信号和（或）神经阻滞确认后，在局部麻醉下直接在疼痛部位上方切开一个小切口（长度为 5~6mm）。注射利多卡因和 1:100 000 肾上腺素可以减少出血。侵犯血管被切除，通常会有一根在血管上方、下方或跨过血管的神经也会被切除。切口用 6–0 Monocryl 和 6–0 快速吸收线修复。用防水敷料覆盖伤口，患者可以在当天或第 2 天不受任何限制地返回工作岗位。

## 参考文献

[1] Guyuron B, Michelow BJ, Thomas T. Corrugator supercilii muscle resection through blepharoplasty incision. Plast Reconstr Surg 1995;95(4):691–696

[2] Liu MT, Chim H, Guyuron B. Outcome comparison of endoscopic and transpalpebral decompression for treatment of frontal migraine headaches. Plast Reconstr Surg 2012;129(5):1113–1119

[3] Guyuron B, Michelow BJ. Refinements in endoscopic forehead rejuvenation. Plast Reconstr Surg 1997;100(1):154–160

# 第 8 章

# 颞部偏头痛的外科治疗（位点Ⅱ）

*Bahman Guyuron*

**要 点**

- 颞部 MH 是由三叉神经（ZTBTN）颧颞支及其分支，还是耳颞神经前支引起的，这个鉴别诊断很重要。
- ZTBTN 从颞深筋膜外侧 16~17mm，头侧约 6mm 至外眦。
- 手术可以在局部麻醉或全身麻醉下进行，但在处理主干神经时首选全身麻醉，而在处理由该神经分支产生的 MH 时首选局部麻醉。
- 该手术在内镜下通过两个放射状切口完成，长度为 1.5 cm，间隔为 3~3.5 cm，内侧 / 头侧切口在发际线内距中线约 7 cm 处，第 2 个切口在发际线内距中线 10~10.5 cm 处。
- 该区域用含有 1:100 000 肾上腺素的利多卡因浸润。
- 首先实施外侧 / 尾部切口，深入颞深筋膜，然后用 Obwegeser 骨膜剥离器剥离足够空间便于容纳内镜进入装置（EAD）。
- 通过这两个切口放置 EAD。
- 在内镜直视下，在任何脂肪组织和颞深筋膜之间沿着内侧缘剥离，直到 ZTBTN 和相关血管暴露。任何脂肪均要完全从颞深筋膜上剥离以保证三叉神经额支的安全。
- 神经可以用抓钳轻轻撕脱，也可以通过扩大筋膜开口、烧灼和切除伴行血管来减压。
- 对于年龄在 30 岁以上的患者，采用 3−0 PDS 缝线从颞深筋膜外侧悬吊软组织。
- 使用 5−0 Monocryl 和 5−0 或 6−0 普通线缝合切口。

## 引言

颞部偏头痛可由三叉神经的颧颞支（ZTBTN）及其分支引起，也可由耳颞神经前支引起。两者需要完全不同的处理方式。因此，鉴别诊断这些 MH 的起源是至关重要的。关于耳颞部 MH 的外科治疗，请参阅第 11 章。

与 ZTBTN 相关的 MH 通常出现在距眼眶外侧 16~17mm 和头侧约 6mm 的区域。几乎不变的是，在从颞深筋膜发出的位置可以通过触诊检查到一个空心区域。这条神经的后外侧分支可能会被颞浅动脉的前分支（部位Ⅴ）刺激，导致靠近鬓角的太阳穴而不是前面提到的区域出现头痛。这些头痛的外科治疗是非常不同的，我们将在后面讨论。

## 手术技巧

ZTBTN 通过两个放射状切口入路，其中一个位于距额发际线中线约 7cm 处，另一个切口距第一个切口的前外侧和尾侧约 3.5 cm（距中线 10~10.5 cm）。每个切口长约 1.5cm，在鬓角或颞部发际后方 0.5cm（图 8.1）。虽然这种手术可以在局部麻醉下进行，但最理想的是在全身麻醉下进行，特别是在打算撕脱神经的情况下。切口设计好后，向颞侧浸润含有 1:100 000 肾上腺素的利多卡因。将头发编成辫子或用止血钳收拢，以方便暴露切口。切口是用 15 号刀片切开的。用一把婴儿 Metzenbaum 剪刀剥离深至颞深筋膜。首先识别筋膜层次是至关重要的。对于初学者来说，在颞深筋膜上做一个小的裂口并观察颞肌来确定颞深筋膜是有帮助的。使用 Obwegeser 骨膜剥离器，剥离从切口周围延伸至颞深筋膜浅层。插入 EAD，以创建内镜工具的进入通道，并将伤口与头皮毛发隔离（图 8.2）。然后继续向内侧解剖，通过镜下观察病变部位（图 8.3）。正确的平面是成功识别 ZTBTN 避免面神经额支损伤的关键。继续在内侧平面上靠近向眶外侧边缘延伸的颞深筋膜浅层剥离，在那里可以找到神经。对于初学者来说，下述方法可能有助于识别神经，经皮肤表面用一根针穿刺达到颞肌筋膜，神经通常出现在颞深筋膜的浅层（外眦外侧 16~17mm 和头端 6~7mm），使用亚甲基蓝或亮绿色标记[1]。然后可以通过内镜找到标记，以帮助定位神经。在内镜下进行剥离时，即使将经皮穿刺的 25 号针留在患处，也可能有助于发现 ZTBTN。重要的是要意识到，有时神经可能有两个分支，很少有 3 个分支。因此，我们认为，在这个部位上眼睑切口手术可能会造成限制。我们必须充分显露该区域，以确保没有额外的分支。

神经被识别后，伴随的血管被隔离，并且在免热损伤神经的同时用双极烧灼血管。神经可以以两种方式之一处理。它可以撕脱或通过打开筋膜减压，特别是如果只有一根责任神经的情况下。在内镜观察下，通过抓钳抓住紧靠颞深筋膜上方的神经，逐步进行撕脱，直至神经被送至筋膜上

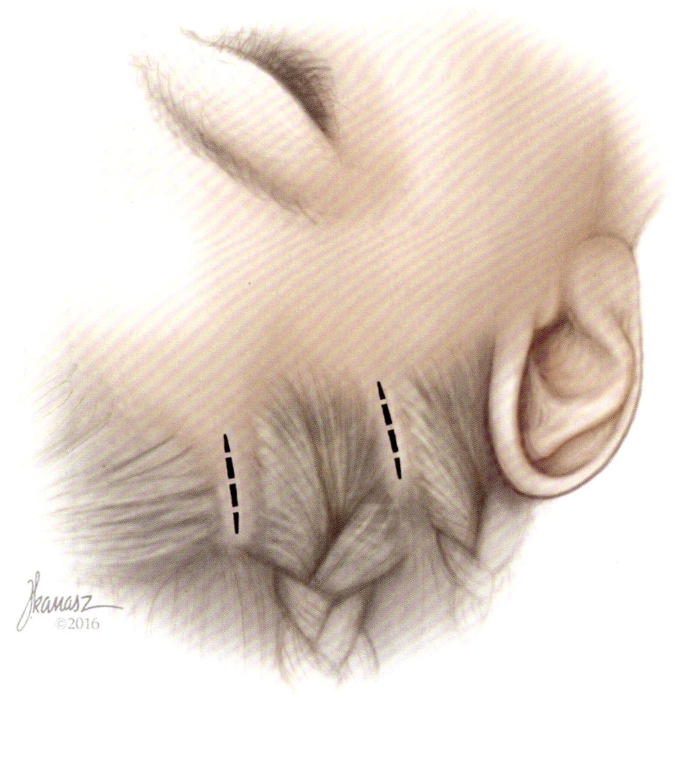

**图 8.1** 三叉神经颧颞支经两个放射状切口入路，其中一个切口位于中线旁约 7cm 处，另一个切口位于第一个切口后外侧及尾侧约 3.5cm 处 (距切口正中约 10.5 cm)。每个切口大约长 1.5cm，在鬓角或颞部发际后方。

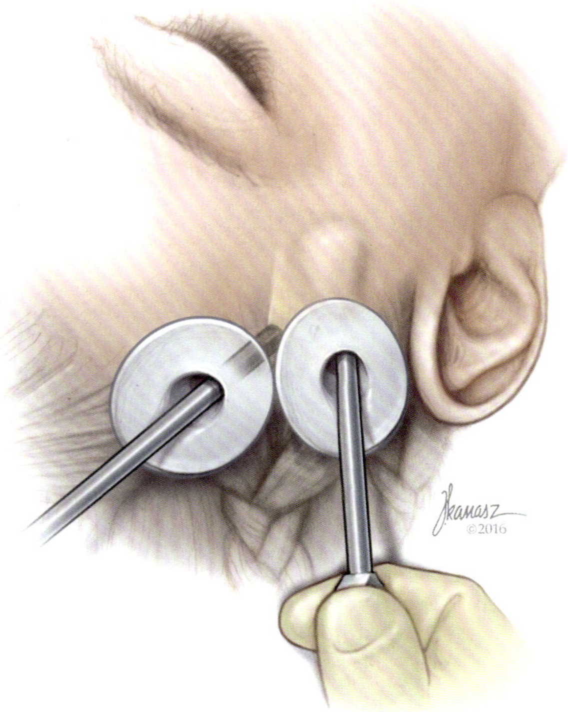

**图 8.2** 使用Obwegeser骨膜剥离器，在切口周围剥离延伸至颞深筋膜浅层附近。EAD被插入，以便于内镜工具的进入，并将切口与头皮隔离。

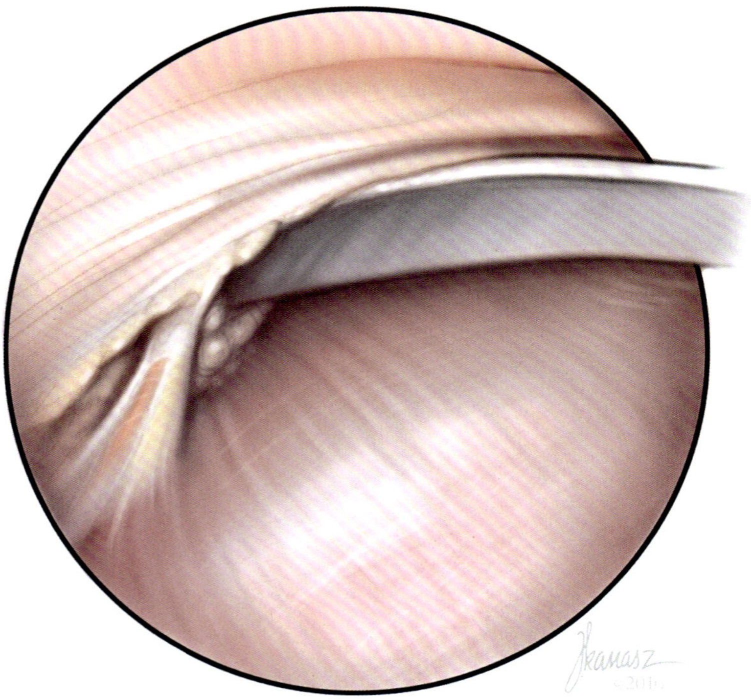

**图 8.3** 然后继续向内侧解剖，通过内镜观察该部位。

方 2~3cm 处（图 8.4）。然后在神经至中间颞筋膜入口处横切神经的远端部分（远端；图 8.5）。压迫止血，探查颞深筋膜后部，确保无其他分支。

为了使神经减压，首先用 12 号刀片切开神经周围的颞深筋膜，以扩大神经通道（图 8.6），随后用长细止血钳扩大显露（图 8.7）。烧灼和切除任何伴随的血管是至关重要的。我们的研究表明，神经撕脱或减压可提供相同的结果[2]。如果这是唯一需要进行手术的部位，就没有必要获取脂肪。然而，在颞部和额部 MH 联合手术中（位点 I 和 II），通过在颞深筋膜上开一个裂口，从颧弓与眶侧壁交界处的颧弓上方区域获取脂肪[3]。压迫颊部通常会促进脂肪的输送，然后逐步回收脂肪。足够的脂肪用来替换被切除的提上睑肌。再次检查止血。

对于 30 岁以上的患者，软组织向外侧移位约 45° 角，使用单筋膜悬吊缝合，使太阳穴部位轻微收紧，从而抬起颧部软组织，尽量减少神经分支的再生和移植，提升侧眉，特别是对上睑下垂的患者。这种悬吊使用 3–0 PDS 完成。这样做，当两个单皮钩放在内 – 尾侧部分切口，缝线穿过头皮的最内 – 尾侧部分，以倒 U 形始于最深层，将缝线穿出，然后再穿过来，穿入切口的对侧。然后将缝线穿过颞深筋膜更偏向头侧和外侧，同时将皮肤钩在外侧重新定位，并以 45° 角向头侧缩回组织。然后逐渐收紧缝线，直到眉和颧部软组织的侧位得到满意的复位。切口较深部分，包括中间筋膜，使用 5–0 Monocryl 缝合，皮肤根据毛发密度使用 5–0 或 6–0 普通线缝合。

## 并发症

手术的潜在并发症包括面神经额支损伤，这种情况发生的可能性很小。如果出现这种情况，很可能是暂时的。这是完全可以避免的，继续在浅表筋膜附近剥离和留下脂肪筋膜。同时，应避免内镜悬臂式的活动，可能会压迫和损伤神经。

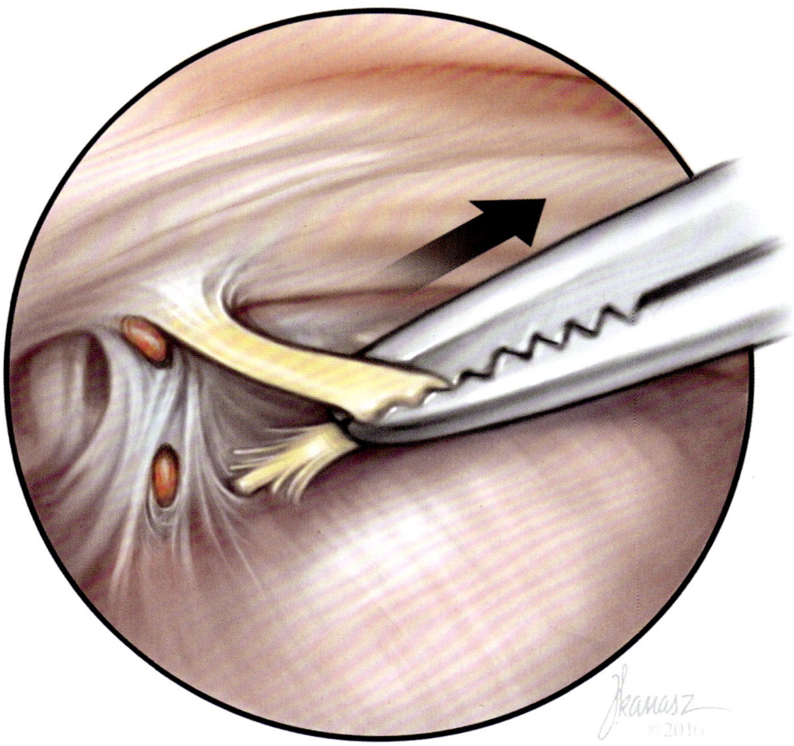

**图 8.4** 在颞中间筋膜入口处（远端）横切。按压止血，探查颞深筋膜后部，确保无其他分支。

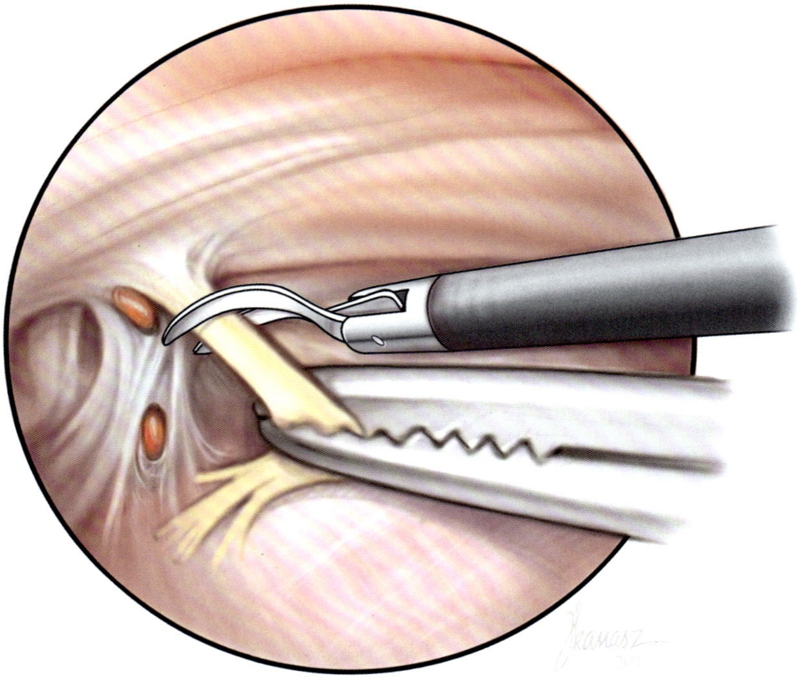

**图 8.5** 在颞中间筋膜的入口 (远端) 处离断神经。

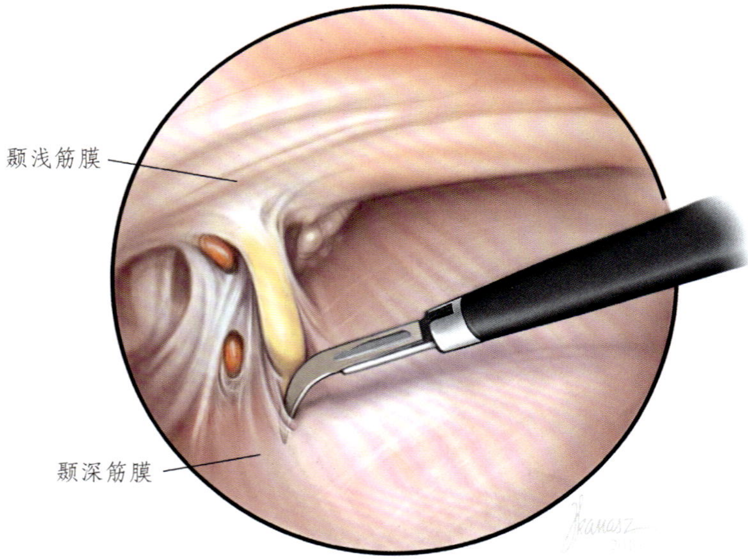


**图 8.6** 为了使神经减压，用 12 号刀片切开神经周围的颞深筋膜，以扩大神经通道。

颞部偏头痛手术的另一个并发症是颞区轻微空化，使患者出现轻微的沙漏畸形。大多数患者没有意识到这种变化，但这是我们观察到的。

这个部位的手术可能是真的或表面上失败。真正的失败是指疼痛在同一部位复发，这种情况罕见。表面上不常见的失败意味着疼痛看似反复出现在同一位置，但是经过仔细检查你就会清晰地发现它是累及 MH 的另一个不同的分支。这是由于二级触发在这个部位经常累及的耳颞神经前支和颞浅动脉。

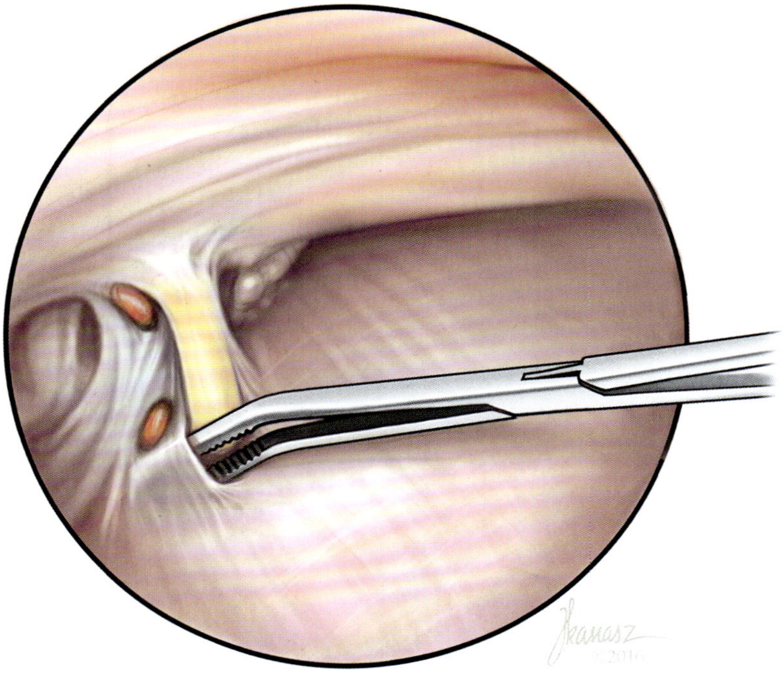

**图 8.7**　然后用长细止血器扩大筋膜的开口。

## 恢复

手术后的恢复通常是非常顺利的。通常有轻微的肿胀，也可能没有任何肿胀。缝线一般在 1 周内就会溶解，1 周内患者可以恢复大部分的社会活动，2 周后可恢复剧烈运动。大多数患者在手术后可立即痊愈。少数情况下，最终结果可能需要长达 3 个月。颞部可能会有一些麻木，这通常是暂时的。

## 参考文献


[1] Totonchi A, Pashmini N, Guyuron B. The zygomaticotemporal branch of the trigeminal nerve: an anatomical study. Plast Reconstr Surg 2005;115(1):273–277

[2] Guyuron B, Harvey D, Reed D. A prospective randomized outcomes comparison of two temple migraine trigger site deactivation techniques. Plast Reconstr Surg 2015;136(1):159–165

[3] Guyuron B, Rose K. Harvesting fat from the infratemporal fossa. Plast Reconstr Surg 2004;114(1):245–249

# 第9章

# 鼻源性偏头痛的外科治疗（位点Ⅲ）

*Bahman Guyuron*

**要　点**

- 许多日常偏头痛都为鼻源性的。
- 长时间仰卧位、低气压和激素变化可引发鼻源性 MH。
- 直立、鼻内喷血管收缩剂、气压升高可减少鼻源性 MH。
- 疼痛通常发生在眼后，并可延伸至太阳穴、前额，甚至枕骨区域。
- 计算机断层扫描结果可能包括大骨刺触及鼻甲甚至鼻壁，鼻甲大泡，鼻甲反常卷曲，Haller 细胞。
- 手术在全身麻醉下完成，为门诊手术。
- 如果需要的话，鼻中隔成形术通过 L 形（Killian）切口进行。
- 手术的目的是消除鼻腔内的接触点，使外甲大泡、Haller 细胞减压，或去除反常卷曲。
- 去除偏曲的鼻中隔软骨，尽量保留鼻中隔 L 框的直的部分，前部至少 20mm，尾部 10mm。
- 提升骨膜后部，并沿着犁骨两侧的筛骨垂直板向前延伸剥离，总是比较容易的。
- 使用双关节咬骨钳去除犁骨和筛骨垂直板的偏移部分。
- 彻底检查鼻腔两侧是至关重要的，以确保骨刺和鼻中隔偏曲部分被完全切除。
- 使用 4 号 XPS 剃须刀或咬骨钳去除大泡甲的内侧壁。
- 轻轻烧灼鼻甲的其他部分和（或）喷凝血酶溶液。
- 用 5–0 铬线修复 L 切口之前，在黏膜软骨膜层之间替换被切除的隔膜软骨的直的部分。
- Doyle 支架放置到位，用 5 – 0 Prolene 缝线固定在隔膜上，至少放置 4 天。

## 引言

鼻中隔和鼻甲是常见的偏头痛触发部位。起源于这个部位的其他偏头痛的反复发作在鉴别鼻源性 MH 和其他鼻窦及鼻中隔相关的头痛时，带来了挑战。许多伴有球后疼痛的慢性每日偏头痛都起源于此部位。考虑到由该部位触发的偏头痛的解剖学原因，即通常是在鼻中隔和不同鼻甲之间的接触，就很容易理解这些患者每天有偏头痛发作，因为这种接触经常是连续的，因此头痛是持续的。

患有鼻源性 MH 的患者总是会经历眼睛后面的疼痛，不过偶尔会在脸颊区域甚至鼻骨感到疼痛。除了头痛，患者一般有恶心、呕吐等症状，头痛还会导致畏光和恐音症。这些症状可以用来鉴别窦性头痛。患者经常在半夜或早晨醒来，并伴有头痛，因为长时间仰卧位可能导致更强烈的接触。气压变化和头痛之间的联系也十分强大，以至于许多患者能够准确地预测天气变化。此外，鼻源性偏头痛与激素变化之间有非常密切的联系。这就是为什么患者在月经期会感到头痛。正如我们前文讨论的，许多集群性头痛与此位点的异常有关。当我们考虑到平卧位、激素和天气变化与 MH 之间的共性时，在所有这些条件下，由于鼻甲增大，鼻甲和鼻中隔之间的接触更加密切就很显然。一些患者确认，当他们因头痛惊醒后站起来或坐起来时，疼痛缓解。当患者使用鼻减充血剂时，可以注意到 MH 类似的改善。解释是，直立或使用减充血剂会缩小鼻甲；因此，鼻甲和隔骨刺之间的接触强度减弱，头痛常常停止或减轻。

CT 扫描影像可提供清晰客观的诊断依据。CT 扫描中常见的异常包括鼻甲骨，甚至鼻壁的大骨刺、大耳甲、反常卷曲或 Haller 细胞。少数患者还患有慢性鼻窦疾病，鼻窦内层增厚。与患者一起复查 CT 扫描可以极大地增强患者对手术计划的信心，因为患者可以很容易地看到外科医生指出的异常。在没有足够证据表明鼻是 MH 触发部位的患者中，强烈的气道阻塞症状在鼻中隔和鼻甲手术中起着至关重要的作用。在这组患者中，最好将鼻中隔成形术和鼻甲切除术与其他触发部位的失活结合起来，主要目标是改善气道，其次目标是改善 MH。

## 手术技巧

手术矫正将取决于 CT 扫描的结果和症状。这些患者中的大多数都是鼻中隔成形术的适合者。事实上，在所有可用的鼻内技术中，鼻中隔成形术可能会给患者带来最大的好处，即使其他病理结果没有被排除。正确的鼻中隔成形术可以去除与鼻甲接触的硬壁或骨刺，从而减少接触的影响。然而，将鼻中隔成形术与鼻甲接触区缩小相结合，可以提供更高的成功率。

手术总是在全身麻醉下进行，就像门诊手术一样。虽然注射局部麻醉剂的局部麻醉对于小手术来说是足够的，但这并不是处理大多数鼻内病变的最佳方法。在大多数情况下，首选全身麻醉。鼻侧壁、鼻背、鼻顶、鼻底被含有 1:100 000 肾上腺素的利多卡因浸润。局部使用充满麻醉剂和血管收缩剂（如新辛弗林）的垫片，可进一步减少血管供应，并加强注射材料的血管收缩。鼻甲注射含有 1:100 000 肾上腺素的利多卡因。

鼻中隔成形术通过 L 形（Killian）切口实施。右利手外科医生切开左侧切口（图 9.1）。鼻中隔左侧黏膜软骨膜瓣抬高（图 9.2）。然后仅使用鼻中隔剥离器的尖端切开鼻中隔软骨，以避免右侧黏膜软骨膜穿透（图 9.2）。鼻中隔右侧黏膜软骨膜向后隆起，几乎延伸到鼻咽和鼻后壁。沿着软骨和鼻中隔的尾部、犁骨板及筛骨垂直板继续剥离。抬高骨膜后部并沿底板向前延伸至犁状骨两侧总是比较容易的（图 9.3）。延伸中隔软骨切口至筛骨（图 9.4）。在此水平，使用鼻中隔提升器的尖端，轻轻地将匹边形鼻中隔软骨从筛骨的垂直板上撬开（图 9.5）。在犁骨与软骨的交界处，从后部和尾部依次进行剥离，直到软骨完全游离。然后取出软骨，尽可能多地保留 L 形鼻中隔框架的直的部分，前部至少保留 20 mm，尾部 10 mm（图 9.6）。这将充分暴露骨骼的不规则性和骨刺。使用双关节咬骨钳去除犁骨和筛骨板的偏移部分（图 9.7）。对鼻腔两侧进行彻底的检查是至关重要的，以确保骨刺和鼻中隔偏曲部分完全被移除。将取出的鼻中隔软骨的直的部分放回原位，用 5－0 铬线修复黏膜切口，连续缛式缝合（图 9.8）。黏膜切口采用 5–0 铬线缝合修复，连续缛式缝合（图 9.9）。

如果下鼻甲肿大，可以用鼻甲剪刀或 2 号 XPS 刀片将下鼻甲外裂或复位（图 9.10）。

存在大泡隔时，也应切除大泡隔的膨出部分，将筛窦与两层黏膜之间的空隙连接起来。用 4 号 XPS 剃须刀或咬骨钳去除大泡甲的内侧壁（图 9.11）。如果鼻甲的其他部分变得不稳定，则将被

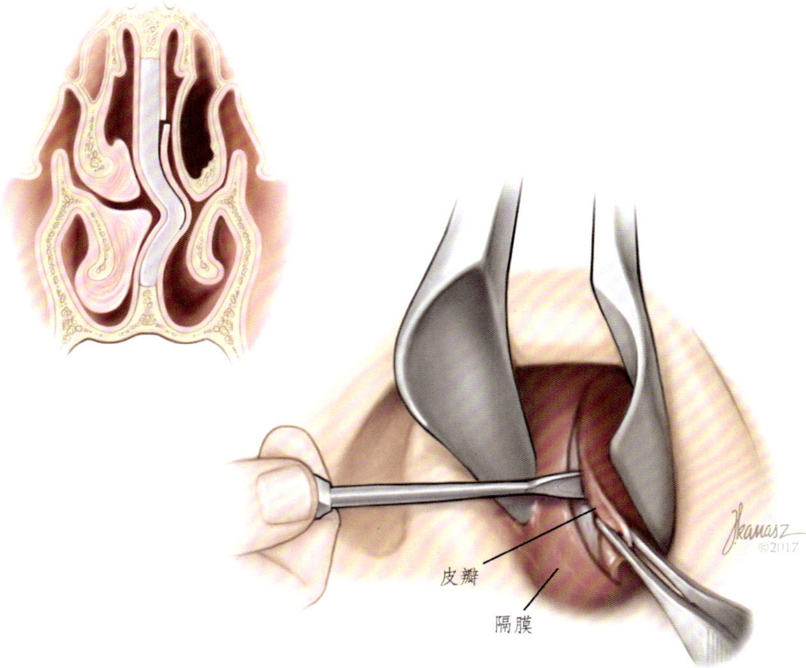


**图 9.1** 鼻中隔成形术通过 L 形切口（Killian）实施。这是右利手外科医生在左侧做的切口。

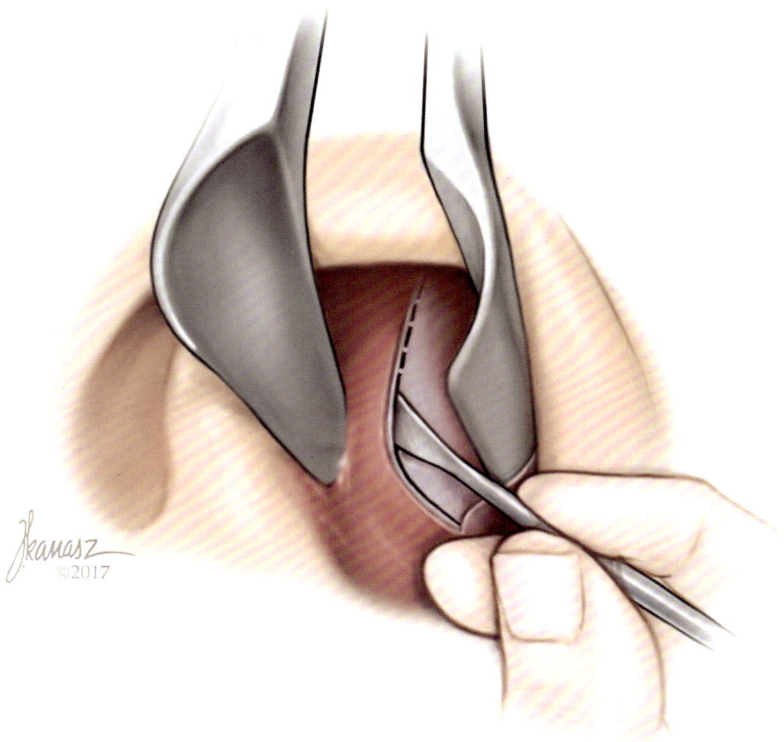

**图 9.2** 仅使用鼻中隔剥离器的尖端，经鼻中隔软骨做切口，以避免右侧黏膜被穿透。

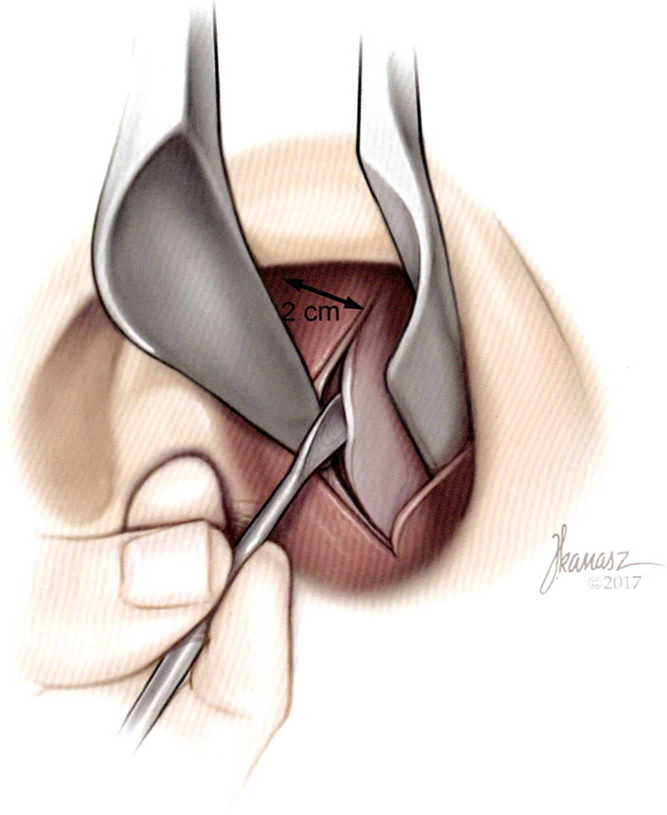


**图 9.3**　将鼻中隔右侧黏膜软骨膜向后提起，几乎延伸到鼻咽和鼻后壁。沿软骨和鼻中隔尾部、犁骨板及筛骨垂直板继续剥离。抬高骨膜的后部，并沿着垂直板向前延伸至犁骨两侧，这样做会比较容易。

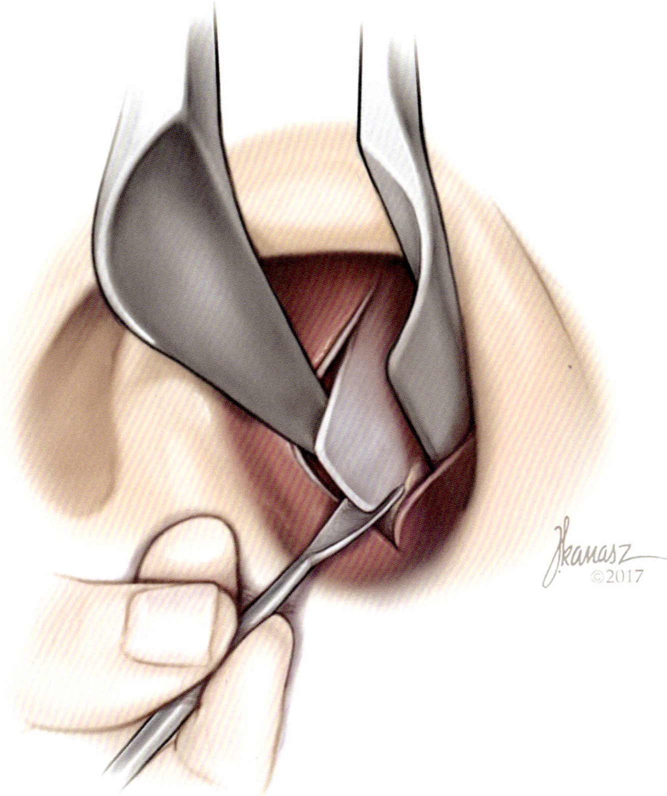

**图 9.4**　然后将隔膜软骨切口延伸至筛骨。在这个水平，使用鼻中隔剥离器的尖端，轻轻地将四边形鼻中隔软骨从犁骨上撬开。

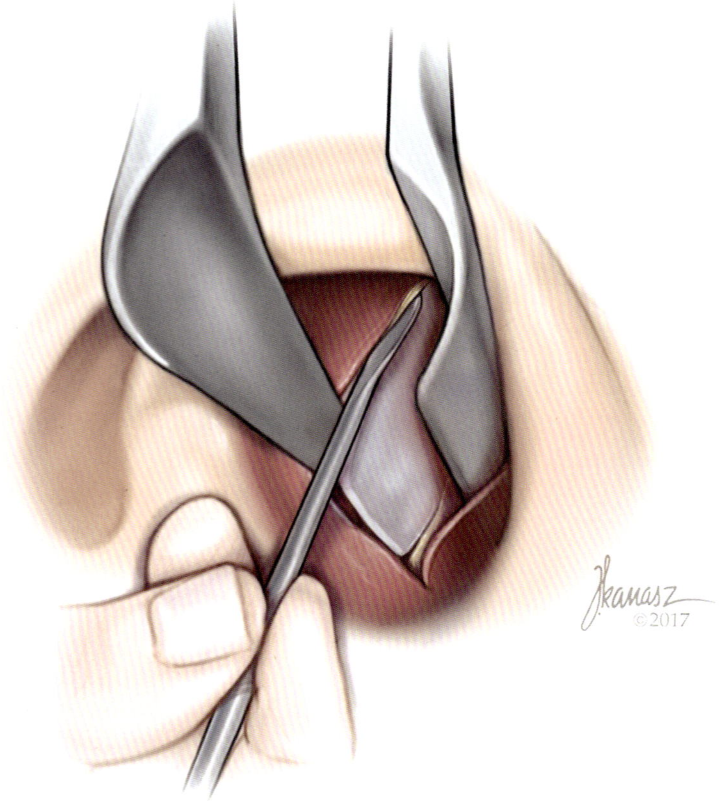


**图 9.5** 在这个水平，使用鼻中隔剥离器的尖端，轻轻地将四边形鼻中隔软骨从筛骨的垂直板上撬开。

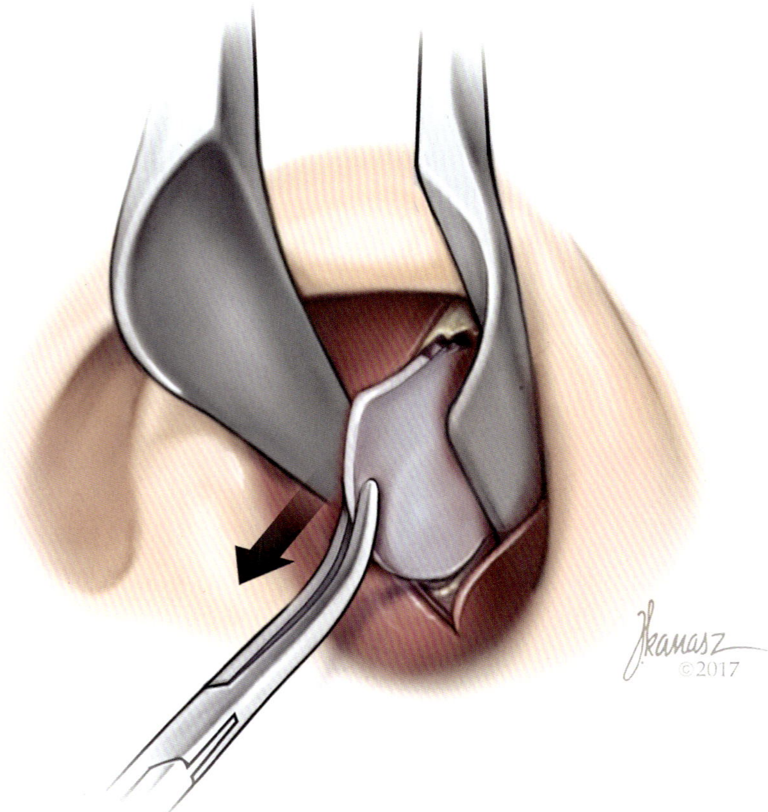


**图 9.6** 然后取出软骨，尽可能多地保留 L 形鼻中隔框架的直的部分，前部至少 20mm，尾部 10mm。

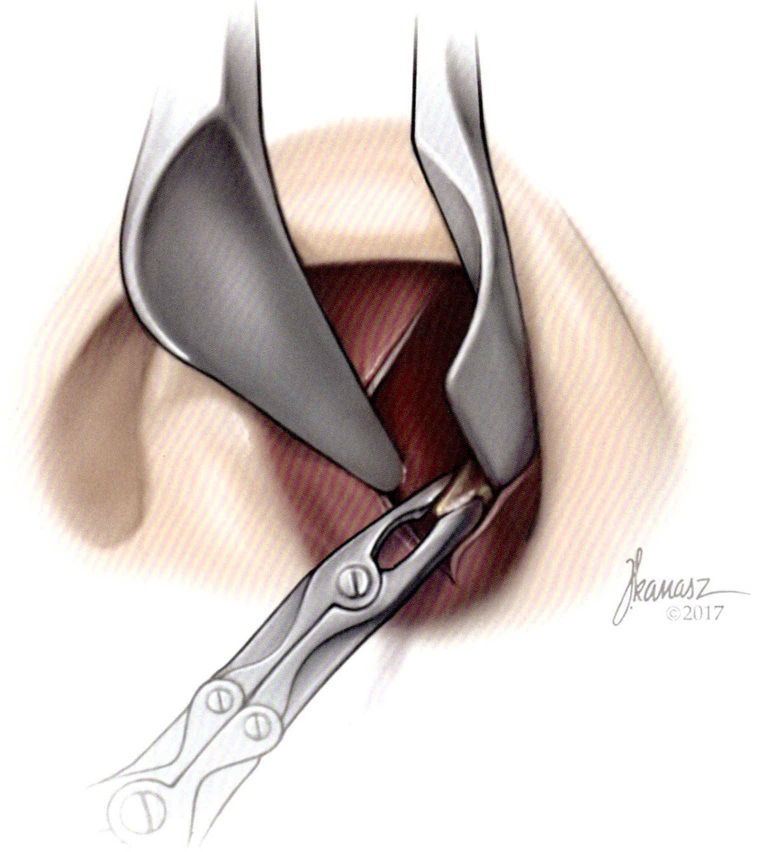


**图 9.7**　使用双关节咬骨钳去除犁骨和筛骨板偏移部分。

移除，以避免堵塞鼻窦开口。鼻甲的切除是非常保守的，只要消除中鼻甲和上鼻甲的接触点就足够了，留下一个正常大小的下鼻甲。然后用吸烙术烧灼患处。如果 CT 扫描证实存在与接触点有关的鼻甲大泡，则用 4 号 XPS 剃须刀切除鼻甲内侧壁。这与无接触点的鼻窦头痛手术不同，后者的作用是减压耳甲大泡，当耳甲大泡的外侧壁可以被移除，以便更好地引流鼻窦，增加鼻窦的生理性通气，消除头痛。如果存在 Haller 细胞，可以通过切除细胞的内侧壁来减压。通过切除起作用的蝶腭支，切除中鼻甲的尾部，从而消除 MH。然而，鼻甲切除术应该是保守的，以避免在积极切除鼻甲后出现任何鼻干症状。牢固按压止血。手术结束时常在鼻甲喷凝血酶。使用 5.0 Prolene 缝线将 Doyle 支架置入并固定，缝线的长端埋在左侧 Doyle 插管内，以减少对鼻黏膜的刺激，从而导致持续打喷嚏。通常在左侧打结，以便于在取出 Doyle 支架时找到结。

## 手术后护理

术后，这些患者将放置 4~8 天 Doyle 支架，这取决于手术创伤和患者的生存时间。一旦 Doyle 支架被移除，患者将开始使用 NeilMed 溶液每天两次鼻腔冲洗。最初的冲洗应该是非常轻柔的，在开始的一两周后，患者将在大约 1 个月的时间内更剧烈地冲洗鼻子。这些患者持续使用抗生素（奥格门汀或环丙沙星）3 周，以使鼻腔的表皮完全再生，并减少鼻窦感染的可能性。3 周内避免擤鼻涕。

建议患者在 3 周内不要从事剧烈活动。此外，这个部位的手术可能不会使 MH 立即消除或改善，因为在愈合过程中可能会刺激神经的潜在疼痛区域。这个部位的积极变化通常是逐渐发生的，不

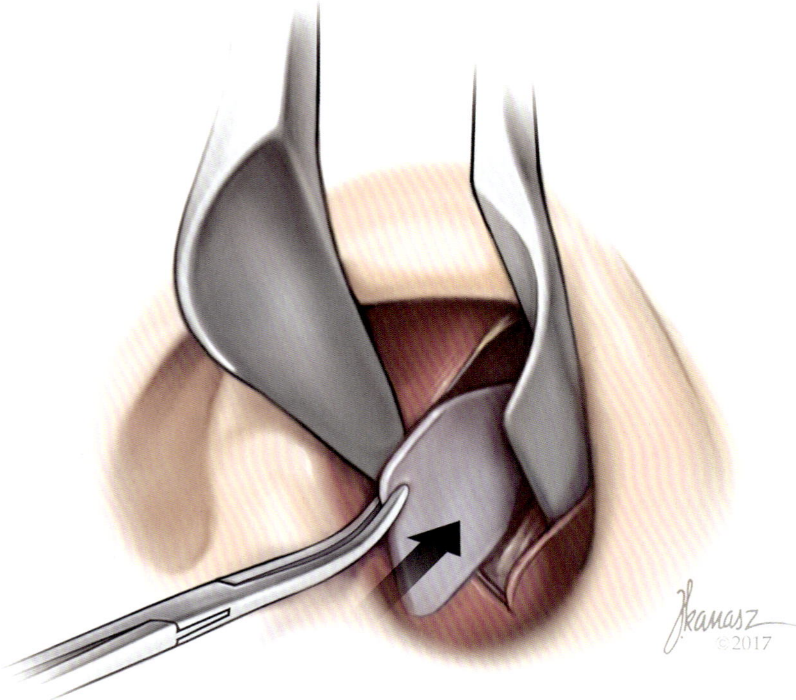


**图 9.8** 将被切除的鼻中隔软骨的直的部分放回。

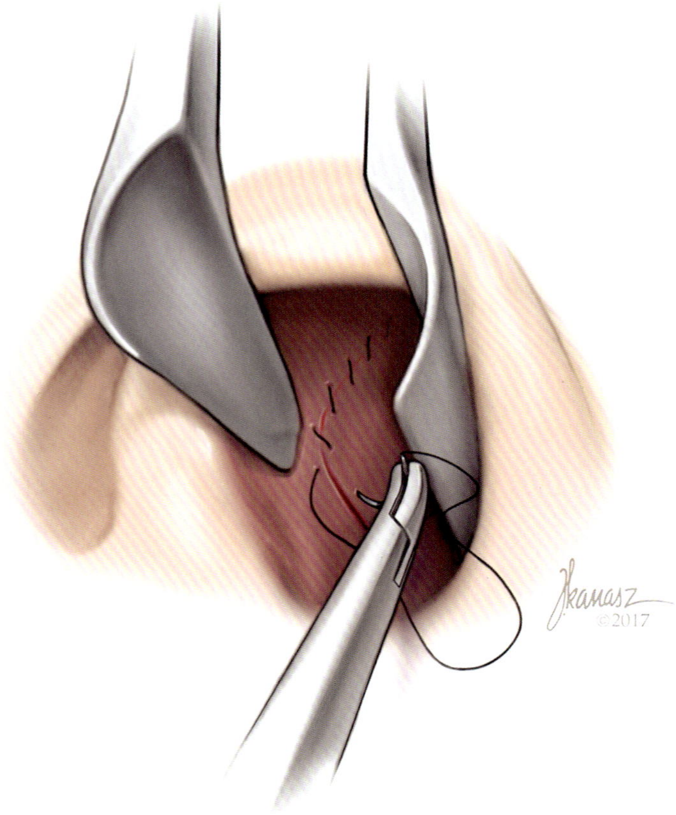


**图 9.9** 黏膜切口采用 5-0 铬线缝合修复。

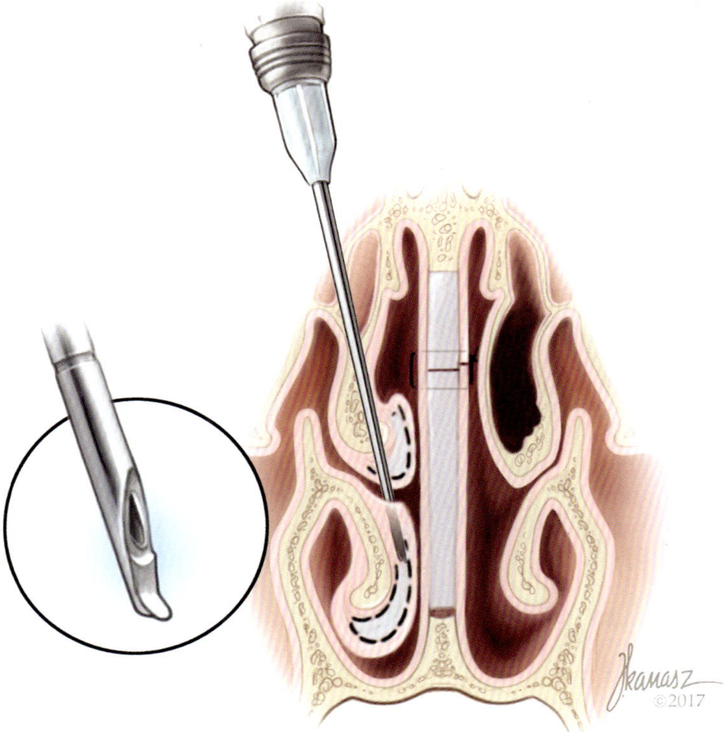

**图 9.10**　如果下鼻甲肿大，可以使用鼻甲剪刀或 2 号 XPS 刀片使其外裂或复位。

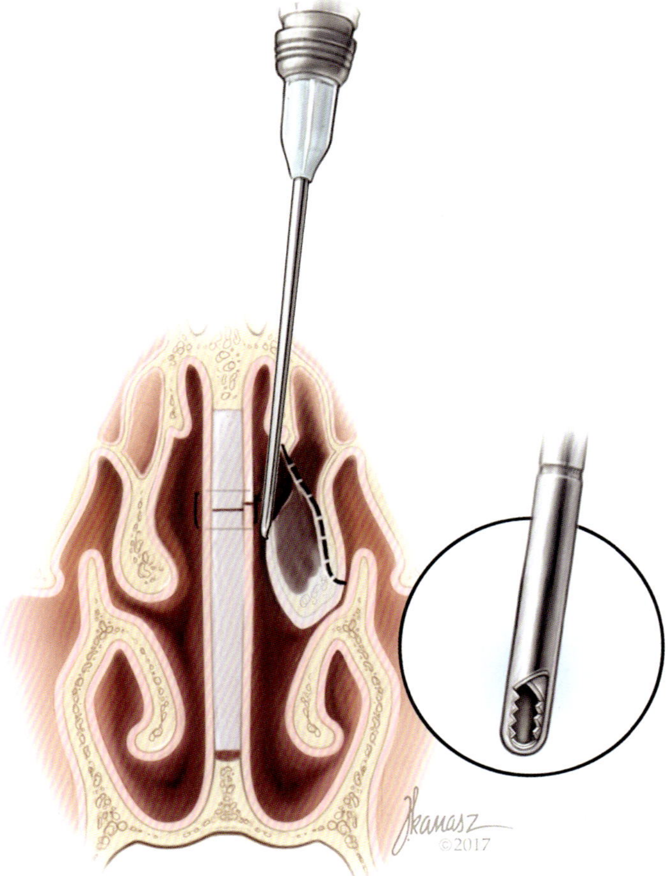

**图 9.11**　使用 4 号 XPS 剃须刀或咬骨钳去除泡状鼻甲的内侧壁。

像其他一些部位，其他部位的积极变化可能在术后立即观察到的，或在短时间内观察到。然而，我们遇到许多患者在手术后当晚出现 MH 症状，随后症状消失。

## 并发症

术后出血过多是潜在的并发症之一。许多患者会有一些出血引流，但出血过多很少见。在手术中或术后发生鼻出血时，使用去氨加压素或氨甲环酸可以成功止血，而不需要填塞鼻子[1]。事实上，在作者进行偏头痛手术的 18 年中，没有观察到 Doyle 支架移除后持续出血和需要插入填充物的病例。去氨加压素的剂量为 0.3 μg/kg 体重，溶于 50 mL 生理盐水中，输注 45 分钟以上。去氨加压素的一个潜在副作用是，如果注入过快，会导致低血压。如果患者因使用利尿剂而导致容量减少，在注入去氨加压素时必须仔细监测血压。不必担心术后有可能出现尿量减少的情况。输注去氨加压素的主要禁忌证是存在活动性冠状动脉疾病。氨甲环酸以 10mg /kg 体重的剂量经静脉或口服使用，如有需要，每 8 小时重复使用一次。

其他潜在的并发症包括感染。经 3 周的抗生素治疗，这一问题可被完全消除。大范围的上鼻甲切除术可能导致脑脊液漏，这是极为少见的。如果发现有脑脊液瘘，则用一小块鼻黏膜瓣修补，用 Surgicel 填充，术后应对患者进行密切监测，同时继续使用口服抗生素。

鼻中隔穿孔是该手术的另一并发症。如果在手术过程中发现黏膜软骨膜的一侧发生撕裂，而另一侧完好无损，则无须担心。如果撕裂是双侧的，但在不同的水平且不相对，则它们可以愈合而不会持续穿孔。然而，如果隔撕裂是双侧的，而且恰好相对，则用切除软骨直的部分或 PDS 板穿过穿孔区域替代，并在两侧放置 Doyle 支架是重要的，以保持其在位至少 8 天，最好是 3 周。

如果穿孔在几周或几个月后发现，且直径小于 1 cm，则通过单侧贯通切口，将黏膜软骨膜分别穿过穿孔，以及将直的软骨、筋膜、真皮、PDS 板或同种异体皮穿过穿孔。在每侧应用一个简单的支架，并使用贯穿 Prolene 缝线进行缝合，在 3 周内拆除。

患者可能对这个手术反应不好。通常，手术失败的原因是保守的入路，这是首选的根治性鼻甲切除术，否则会导致鼻子干燥。如果患者主诉连续球后 MH，CT 扫描将有助于决定是否有残留接触点，如果是这种情况，患者是否应该进行额外的手术。这种决定不应该在 2~3 个月内做出。在保守手术中，鼻干是非常罕见的。我们没有在鼻相关的偏头痛术后观察到空鼻综合征。

## 参考文献

[1] Faber C, Larson K, Amirlak B, Guyuron B. Use of desmopressin for unremitting epistaxis following septorhinoplasty and turbinectomy. Plast Reconstr Surg 2011;128(6):728e–732e

# 第10章

# 枕部偏头痛的外科治疗（位点Ⅳ）

*Bahman Guyuron*

**要 点**

- 约40%的偏头痛为枕部偏头痛。
- 这些患者中有许多人有枕颈部损伤史，有时疼痛与枕神经痛有关，而不是偏头痛。
- 与此部位相关的头痛起始于枕旁区，即神经从半棘肌发出的地方（枕部结节尾侧3~3.5cm，中线或外侧1.5cm）。
- 为了检测枕部触发部位，要求患者用指尖指向偏头痛的起始部位，并查找多普勒信号；如果存在，则标记该部位，麻醉诱导后标记为亮绿色。
- 当多普勒信号被识别时，它通常位于神经出肌肉处的外侧几厘米处，而且通常是神经与枕动脉或其分支交织的地方。
- 患者坐位时，通过触诊颈椎确定枕骨区中线并标记。
- 患者取仰卧位，诱导全身麻醉，将患者转至俯卧位，向后拉双肩并用折叠的卷筒支撑胸部。
- 在无菌条件下，在该区域注射含1:100 000肾上腺素的1%利多卡因后，在中线从发际向枕外隆凸处做长约4.5cm的切口。
- 皮肤切口穿过斜方肌筋膜和肌肉，如果它延伸到中线，每侧距中线0.5~0.75cm，同时保持中缝1~1.5cm完整。
- 斜方肌及其下方纤维可能延伸到或不延伸到中线。
- 在斜方肌及下方筋膜的深处，用Metzenbaum剪刀在最小范围分离和识别神经。
- 难以定位枕大神经最常见的原因是剥离面在斜方肌表面而不是头半棘肌的浅面。
- 如果神经看起来太小，很可能有肌内分支，关键是要寻找从肌肉中出现的额外的神经分支。
- 当神经进入视野时，它被钝性剥离，并且在它周围分离一个血管袢。
- 用杓烧术的凝聚力将枕大神经和中线中缝之间2cm长的肌肉块游离并切除。
- 在神经的外侧去除斜方肌筋膜和肌纤维的三角块（如果存在）。
- 以类似于腕管释放的方式松解覆盖神经的筋膜，皮下组织的可视化是手术终止的标志。
- 通常包围神经的血管被分离、烧灼和离断。
- 对于有可识别多普勒信号的患者，先标记血管体表定位点，术中标记的血管会被识别并烧灼。
- 如果通过主切口无法在标记区域内部看到血管，则进行单独的皮肤切口，以去除多普勒信号识别的血管。

- 神经外侧的楔形肌肉被移除，只有当神经太靠内没有张力并且环绕头半棘肌的内侧边界的皮下皮瓣。
- 第三枕神经既可以被充分减压，也可以在尽可能远的尾侧离断，并允许在遇到半棘肌时切除部分肌肉。
- 将直径为 2~2.5cm 的皮下脂肪瓣从下方抬高，并将其置于双侧神经的下方，同时避免神经收缩。
- 如果是单侧手术，皮瓣用 5–0 单侧缝线固定在中线上。
- 如果是双侧手术，则缝线通过一个皮瓣，穿过中缝下方，抓住对侧皮瓣，再次穿过中缝，用一针尽可能深地将两个皮瓣固定在中缝附近。
- 与 TLS 引流相连的套管针穿过皮下组织，经皮肤切口上界以上皮肤取出，经中线中缝在两侧引流，使用 5–0 普通线固定。
- 深层缝合复位用倒 5–0 单线或 Vicryl 线，将皮下组织附着到中线中缝，缝合皮肤使用 5–0 普通线连续锁边缝合。
- 根据引流量，在 3~4 天内将引流管移除。

## 引言

约 40% 的患者患有枕部偏头痛，头痛可能是由枕小神经、枕大神经和第三枕神经引起的。在本章中，我们将重点讨论与偏头痛相关的枕大神经和枕第三神经，以及枕神经痛。

枕部 MH 患者通常从上颈部和枕区开始疼痛，或与其他部位的 MH 相结合。这些患者大多有颈部损伤病史，有时疼痛与枕神经痛有关，而与 MH 无关，后者头痛常因多种因素而每日加重。患者可指向枕中区或稍偏侧的起始位置，而枕小神经痛通常靠近发际线更外侧。

在检查时，许多患者在枕骨出颅部位有压痛，神经来自头半棘肌，通常位于枕外隆凸尾侧 3~3.5cm，中线外侧 1.5cm。这些头痛通常会向头部和耳上方外侧延伸。斜方肌和头半棘肌几乎总是紧绷的，通常压痛严重。偶尔，在神经从半棘肌发出点附近可触及硬结。如果患者能用指尖指出一个相同的触发部位，则可用多普勒仪对该区域进行标记和探查。如果有血管信号，则加强标记。

## 枕部偏头痛的手术治疗

在坐位时，标记枕部发际线的中线和最低部位，沿着切口部位和识别出血管信号的部位刮少量头发，在患者处于麻醉状态下，用亮绿色或亚甲蓝色标记。在中线设计一个长度为 4~5cm 的切口，从发际线延伸至枕外隆凸（图 10.1）。

由于俯卧位下使用喉罩气道难以控制，因此仰卧位下气管插管诱导全身麻醉。然后患者取俯卧位，肩部用 1 英寸的绷带向后收，头部用马蹄形头托支撑。女性患者的胸部用卷轴抬高，并保护乳房。头部备皮并进行消毒铺单。在切口处和切口侧方注射含有 1:100 000 肾上腺素的利多卡因。将 4.5 cm 的正中切口标记强化，并使用 10 号刀片切开皮肤。一个自固定牵开器被放置到位。继续切开至中缝白线，并将切口分别向两侧牵开（中缝外）0.5~0.75 cm（偏离中线），保留 1~1.5 cm 的中缝中线完整（图 10.2）。如果遇到第三枕神经，大于 0.15 ~ 0.2 cm，则对其进行减压。然而，大多数时候，这条神经非常小并且在筋膜内走行，使得减压非常复杂。在这种情况下，第三

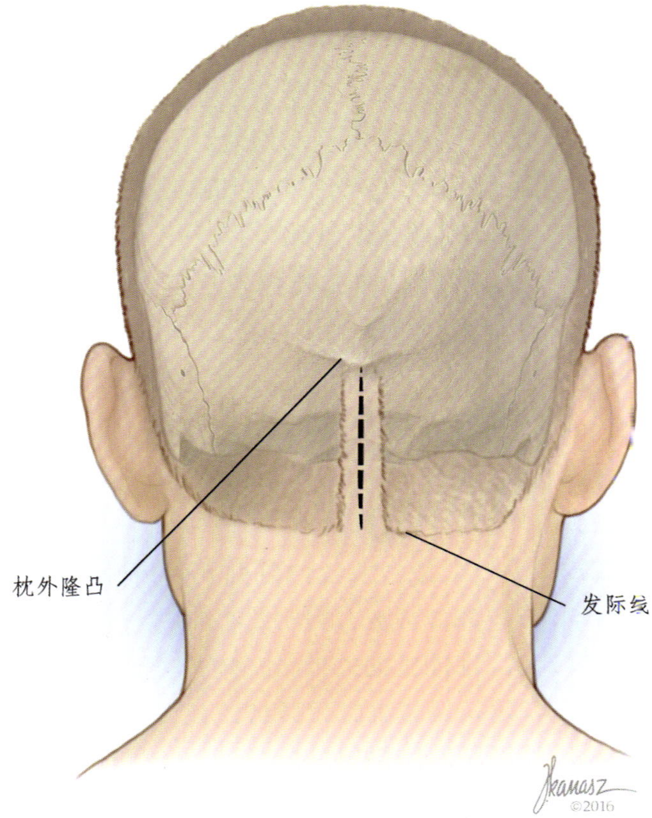


**图 10.1**　在中线处设计一个长为 4~5cm 的切口，从发际延伸至枕外隆凸。

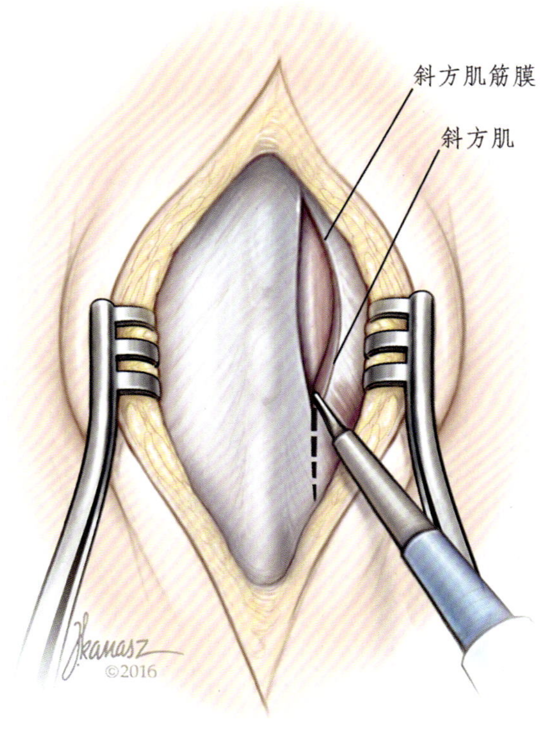


**图 10.2**　将切口深入斜方肌筋膜，在此水平上，切口分别在中线外侧 0.5~0.75 cm，保留中线中缝 1~1.5 cm 完整。

枕神经尽可能地向头侧显露，然后离断，让神经向后收缩，最好是埋在头半棘肌中。斜方肌纤维呈斜向，在一些患者中可延伸至中线（图 10.3）。解剖继续深入到斜方肌和筋膜，直到看到头半棘肌的垂直纤维。将自持式牵开器放置更深层以缩回中线中缝和斜方肌切缘及筋膜，并进一步用一对拉钩提起肌肉。在斜方肌及下方筋膜深处，使用 Metzenbaum 剪刀进行最小限度的剥离，即可识别神经（图 10.4）。有时神经位于外侧，则需要额外的剥离。如果定位枕大神经有困难，必须确保剥离不是在斜方肌浅层进行，这是缺乏经验的操作人员在手术中无法找到神经的最常见原因。这根神经有时非常靠近肌肉的内侧边界。如果神经看起来太小，很可能有肌内分支，关键是要寻找在肌肉中的额外神经分支。当神经出现时，钝性剥离将其孤立，并在其周围分离可能出现的血管袢（图 10.5）。半棘肌围绕神经被剥离，神经内侧的肌肉段为 2~2.5cm，从中线中缝分开。在神经尾侧的肌肉上放置一个夹持器，并利用单极电凝将肌肉尾侧横切。接下来，用手术钳从尾部牵引游离的肌肉块，并从头侧横切，去除神经内侧的肌肉（图 10.6）。当肌肉被切除时，神经被分离并在外侧和头侧轻柔地剥离。

然后在神经外侧取下斜方肌筋膜和肌纤维的三角片（如果存在）（图 10.7）。用精细止血器进一步分离神经。用电凝切开覆盖神经的筋膜，方法类似于腕管松解（图 10.8）。这在侧面延伸 3~4cm。终点已经到达皮下平面。用双极烧灼结扎并横切穿过神经、与神经交织或在神经分支之间穿行的枕动脉或枕动脉分支（图 10.9）。那些能识别出多普勒信号的患者，在术前进行标记，并在内侧识别标记，血管进行类似的解剖和烧灼。如果通过主切口无法在标记区域内部看到血管，则在标记区域单

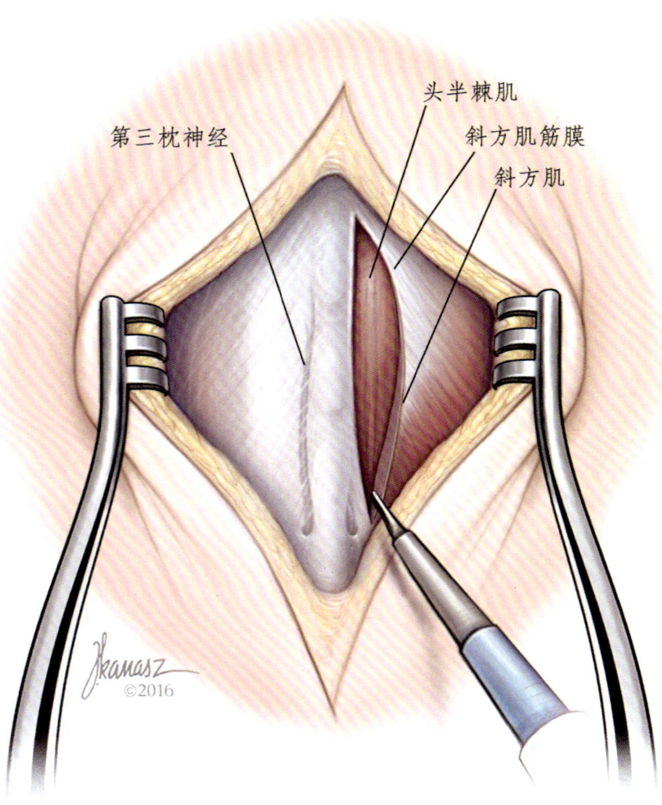


**图 10.3** 斜行的斜方肌纤维，在一些患者可以延伸到中线。

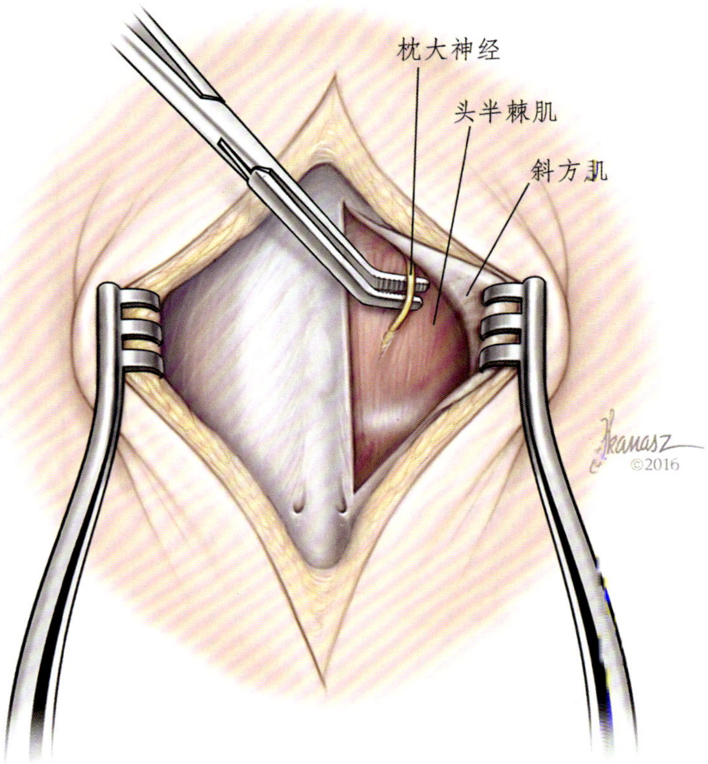


**图 10.4**　在斜方肌下方和头半棘肌的表面，用 Metzenbaum 剪刀进行最小限度剥离，即可识别神经。

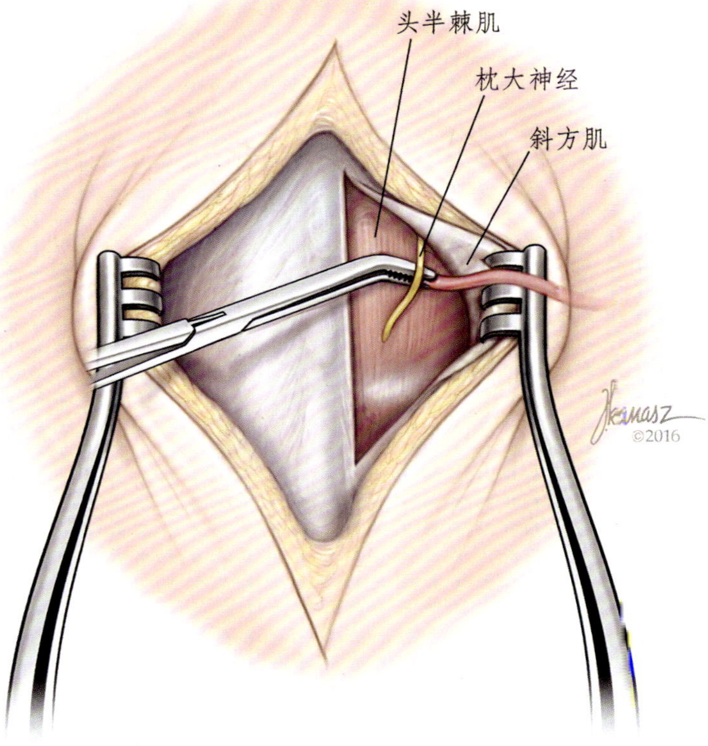


**图 10.5**　当神经进入视野，进行精细的钝性分离，并在其周围分离可能出现的血管袢。

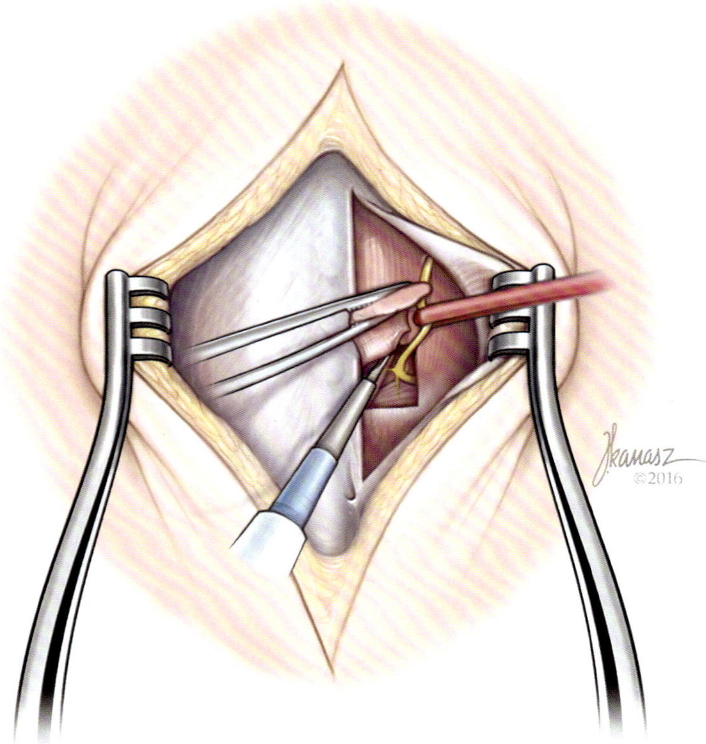

**图 10.6** 用手术钳向尾部牵拉游离的肌肉块，并在头侧横切，去除神经内侧的肌肉块。

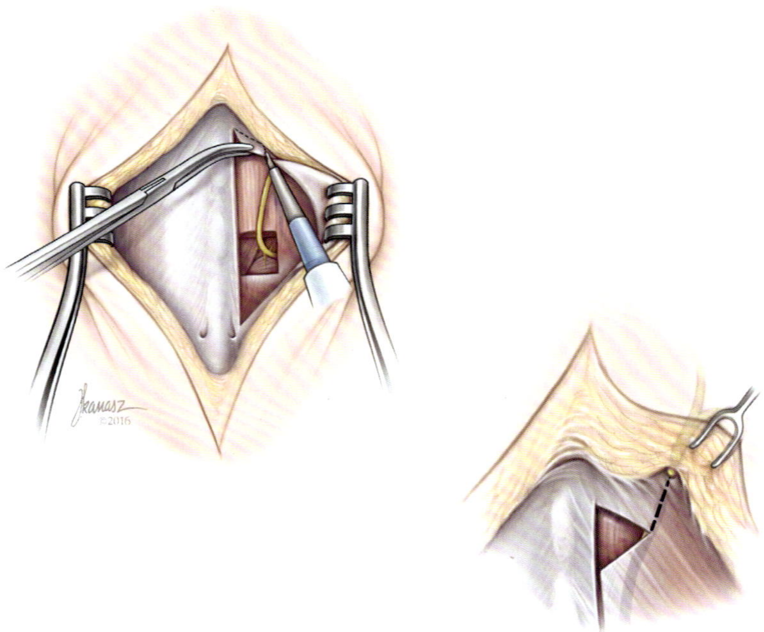

**图 10.7** 在神经的外侧切除一块三角形的斜方肌筋膜。

独做一个皮肤切口，用多普勒探查发现并取出血管。

只有当神经太靠内侧而不能直行时，才在神经外侧切除一块楔形的头半棘肌以适应皮下组织瓣，这种情况很少见。这样做可以防止神经因张力缠绕在肌肉的内侧边缘。提起直径为 2~2.5 cm 的尾部皮下组织瓣，并确保毛囊未受损（图 10.10）。这个皮瓣设计在神经的行进方向上，这样做就不会压迫神经。神经得到了足够的释放足以推进皮下组织瓣。将皮下组织瓣置于神经下，隔离并保护神经与肌肉（图 10.11）。如果是单侧操作，则皮下组织瓣附着在最深处，中缝使用 5-0 单孔缝合线。如果是双侧手术，通过一个组织瓣进针，穿过中线最深的部分，然后从对侧的皮下组织瓣穿出，重复此操作（图 10.12）。TLS 引流管上通过一个单独的开口引出，放置到位，然后通过一个小切口穿过中缝，进行引流。引流管插入后立即用 5 – 0 Prolene 将其固定在位置上，以

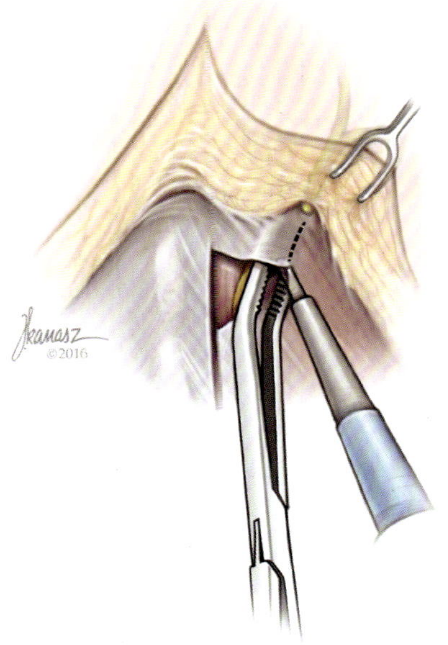


图 10.8　用烧灼术切开覆盖神经的筋膜，类似于腕管松解术。

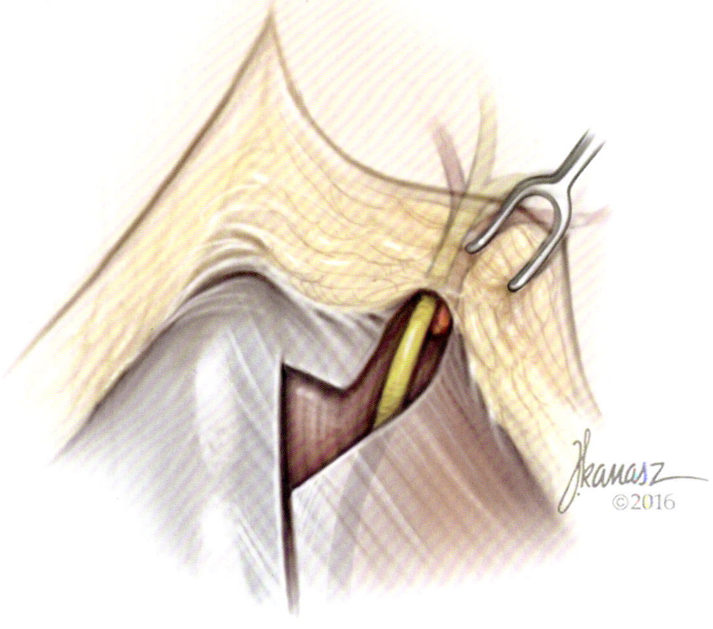


图 10.9　枕动脉或其分支穿过神经、缠绕在神经上或在神经内，用双极烧灼结扎并横切。

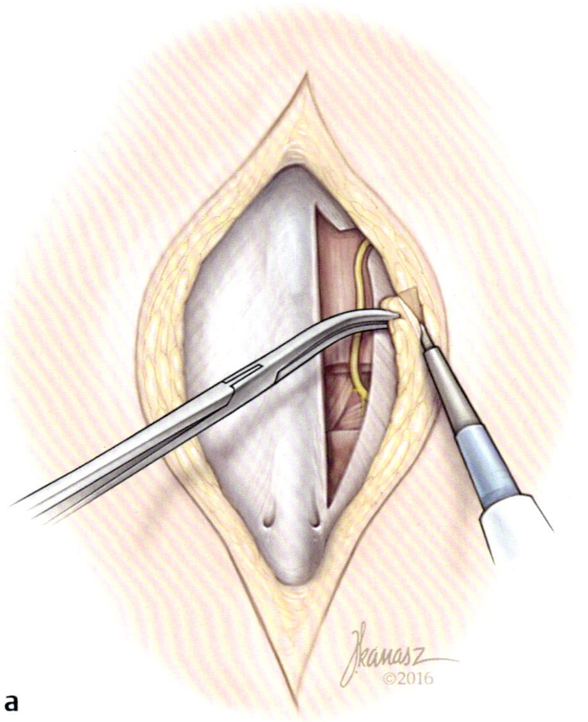


a

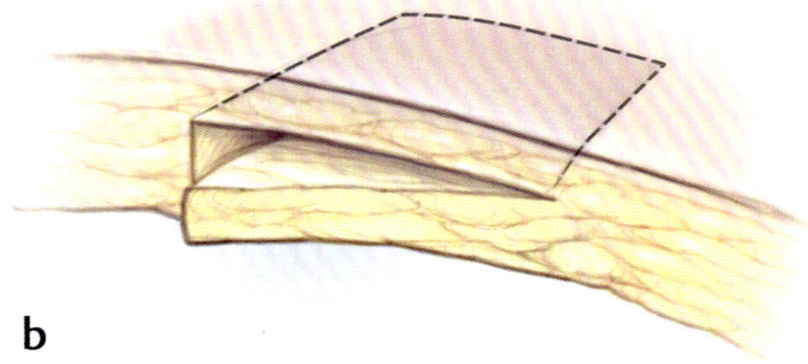

b

图 10.10 做一个直径为 2~2.5 cm 的皮下组织瓣，同时观察以确保毛囊没有受损。

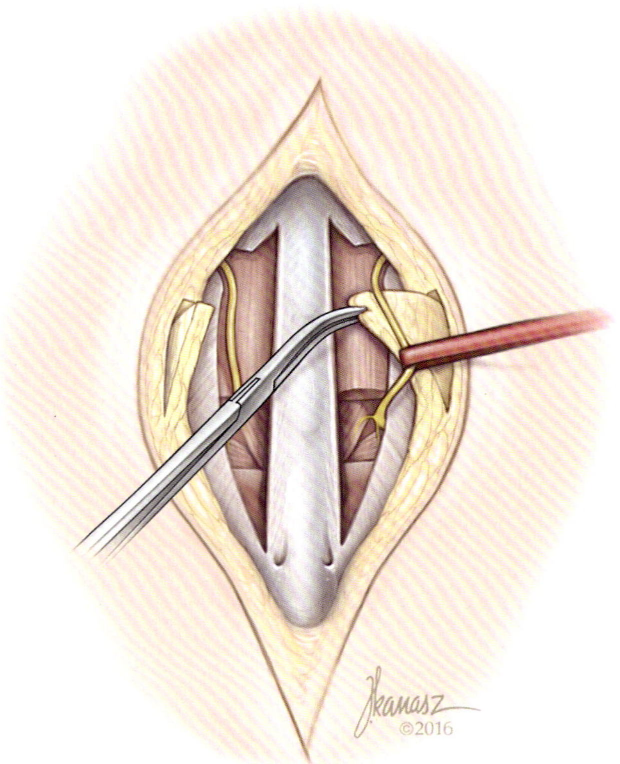


图 10.11 皮下组织瓣通过神经下方与肌肉分离，对神经进行保护。如果是单侧手术，皮瓣用 5-0 单侧缝线固定在中线中缝最深处。

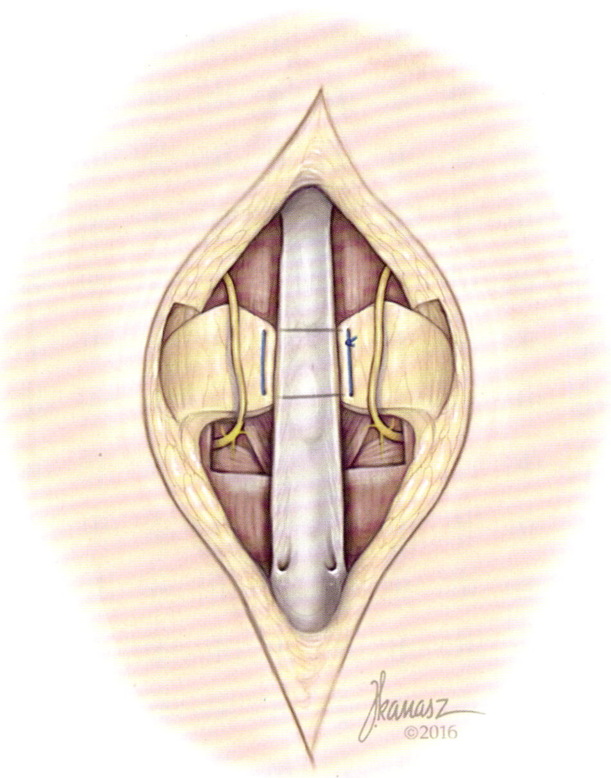


**图 10.12**　如果手术是双侧进行，则缝线穿过一个皮下组织瓣通过中缝最深的部分，从对侧皮下组织瓣穿出，然后再次通过中缝，重复此操作。缝合时尽可能将深部组织一起缝合。

避免任何移位。皮下深层采用倒置的 5–0 单孔或 Vicryl 线修复，将皮下组织附着在中线中缝以消除无效腔（图 10.13），皮肤采用 5–0 普通缝线行连续锁边缝合（图 10.14）。切口涂上杆菌肽软膏。将患者翻回仰卧位，拔管，送恢复室。

## 术后恢复

这些患者可能在手术当晚出现 MH，但通常在术后 1 天他们就没有偏头痛了，而且很少在术后出现 MH。然而，患者对手术的反应各不相同。在手术后的 1~2 天，引流管每小时释放 1 次，根据引流多少在 3~4 天内取出引流管。2 周后恢复轻度运动，3 周后恢复完全运动。从手术后的第 2 天开始，我们鼓励患者非常轻柔地保持颈部活动。

## 并发症

手术后可能会发生感染和出血，尽管这种可能性极小。所有患者沿枕大神经和第三枕神经分布出现弥漫性和强烈的麻木，这种麻木可能持续数周到数月。感觉通常很快就会恢复，麻木感有可能不会完全消失。手术失败通常与残留的责任血管、枕小神经或第三枕神经分布区域的头痛有关。通常，剩余的头痛是局部的，随后的手术可以在局部麻醉下完成，需要简单的血管切除和小分支减压或撕脱。手术后持续的头痛通常更多的

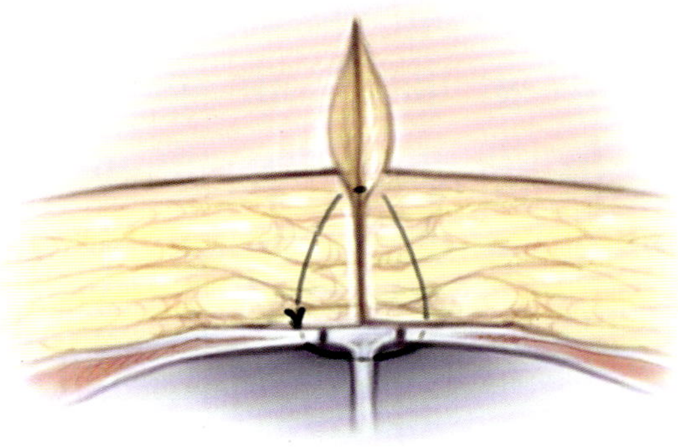

**图 10.13**　使用 5–0 Monocryl 或 Vicryl 线将皮下组织缝合在中线处以消除无效腔。

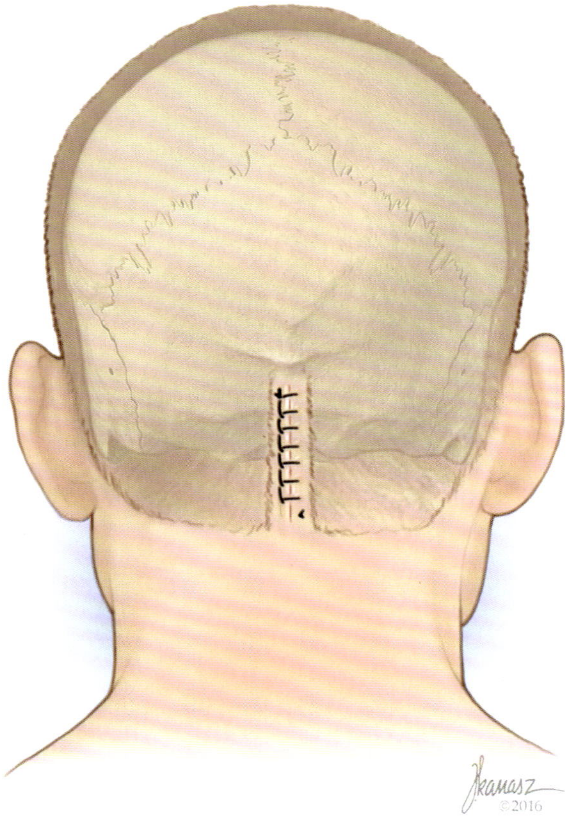

**图 10.14** 使用 5–0 普通线连续锁边缝合皮肤。

是与神经的头侧和外侧的枕小神经有关。可能发生神经瘤，但极为罕见。如果患者在既往手术后仍有该部位的症状，且毫无疑问与枕大神经有关，则下一个选择是在该部位注射 3 ~ 5mL 含有干细胞的脂肪。如果有必要，可以在成功后重复该操作。最后的办法是通过同样的切口进行神经切除。神经将被离断并埋在头半棘肌中。但此类情况极为少见。

# 第 11 章

# 耳颞部偏头痛的外科治疗（位点Ⅴ）

*Bahman Guruyon*

**要 点**

- 由颞区引起的偏头痛可由三叉神经的颧颞、耳颞或颧面部分支引起。
- 一些由耳颞区引起的偏头痛可能会被误认为颞下颌关节紊乱。
- 超声多普勒血管信号几乎总是可以在患者用指尖识别到最敏感的疼痛部位检测到。
- 只要患者在检查时报告有头痛，神经阻滞通常可导致偏头痛的完全消除，特别是如果在头痛发作后不久就进行神经阻滞。
- 颞浅动脉切除术，伴有或不伴有神经小分支的切除，通常会使头痛完全消除或显著改善。
- 对于那些有多个位点被多普勒信号检测到的患者，那些沿着这根神经分布的复发性疼痛患者，或在发际线内有不明确的颞部偏头痛患者，耳颞部神经和颞浅动脉神经切除术将是最好的选择。
- 如果这个触发部位是一个孤立的部位，甚至它与枕小神经或其他局部触发部位头痛一起出现，则可以在局部麻醉下治疗。
- 在术区注射含有 1∶100 000 肾上腺素的利多卡因进行浸润麻醉，在多普勒信号区行 6~10mm 的切口，如果耳颞神经主干和颞浅动脉是主要目标区，在搏动显著位置行 10~15mm 切口。
- 术前检测到的颞浅动脉主干或分支，用蚊式止血钳进行分离并轻轻灼烧。
- 如果主要颞浅动脉是手术的目标，则将其分离、结扎和横切。
- 将与动脉分支缠绕在一起的神经和静脉分支切除。
- 当责任神经较大时，它应该埋在颞肌中。
- 使用 6–0 单孔缝线和 6–0 快速吸收线封闭切口。

## 引言

颞部偏头痛的起源长期以来令人困惑，头痛可能出现在三叉神经的颧颞支、耳颞神经或者这两个神经的终末支，极少数情况下来源于三叉神经的颧面支。许多日常的局限性头痛与耳颞神经有关。一些来自耳颞区的 MH 可能会被误认为是颞下颌关节紊乱。事实上，这两种疾病有时可以共存。耳颞部 MH 可能会引起颞区任何地方的头痛，但它们大多局限于颞区发际线内。

血管信号几乎总是在最敏感的部位被检测到，这可以被患者识别，用他或她的指尖指向该区域[1]。患者经常会主诉太阳穴区域疼痛，疼痛的位置和严重程度各不相同。患者最初可能会用整只手指向整个颞区。但是，通过医生耐心地讲解，患者就能用他或她的示指指尖找到疼痛最显著的地方。这一位置立即被标记和进行多普勒超声探查，通常位点可通过最少的努力获得。有时人们不得不移动多普勒探头来定位信号。具有讽刺意味的是，尽管责任动脉是线性的，但信号通常只在一个位点被探测到。

如果患者在检查时出现头痛，神经阻滞通常会使 MH 完全消除。这是特别常见的，神经阻滞阳性提示手术成功率很高。对神经阻滞的阴性反应并不一定预示手术失败，特别是在疼痛发作后期和对整个区域敏感的患者。在这个阶段，炎症已经扩散到靶区以外，偏头痛级联的中枢敏化阶段可能起作用。

这类 MH 的处理与来自三叉神经颧颞支的 MH 有很大的不同。颞浅动脉切除术和耳颞支神经切除术通常会成功。另外，对于那些有多个痛感部位超声多普勒信号为阳性的患者，那些沿着这条神经分布有复发性疼痛的患者，在发际线内有不明确的颞部 MH 的患者，对耳颞神经和颞浅动脉进行切除是最好的选择。然而，由于耳颞神经在到达鬓角之前发出分支，通常首选切除孤立的神经分支，特别是当识别的信号部位在发际线前面时[2]。

此外，如果患者在耳颞主神经切除后在这个部位有残留头痛，很可能与该神经尾侧分支或者三叉神经的颧面支、颧颞支有关。手术部位由患者确认并经超声多普勒证实，仍将使患者受益。

## 手术技巧

如果这个触发部位是一个孤立的部位，或者与枕小神经或多个局部头痛并存，则可以在局部麻醉下治疗。然而，如果该部位同时进行Ⅰ（额部）、Ⅱ（颞部）、Ⅲ（鼻内）或Ⅳ（枕部）手术，则宜采用全身麻醉。

对于耳颞神经相关头痛的手术治疗，在患者确定并经多普勒证实的区域剃去少量毛发。该区域进行消毒和铺单。该部位被含有 1:100 000 肾上腺素的利多卡因浸润麻醉。在耳颞部主要手术中，在鬓角底部有毛发的头皮内切开 10~15mm（图 11.1）。

用蚊式止血钳继续向深层解剖，直至识别耳颞神经支和颞浅动脉（图 11.2）。血管被离断 1.5~2cm，结扎并横断（图 11.3）。然后将神经解剖至足够长，通常为 1.5~2cm，如果主神经太大，应将其残端埋于颞肌中（图 11.4）。切开颞深筋膜（图 11.5），颞肌内形成囊袋（图 11.6），横断的神经末端埋于肌肉内。此后，将 5–0 Prolene 缝线穿过肌肉（图 11.7），从颞深筋膜浅部开始，穿过这块肌肉和颞肌下层，然后通过肌肉中创建的囊袋取出。针穿过神经、肌肉和筋膜，缝合时，将神经拉入肌肉内（图 11.9）。如果疑似神经瘤，则将缝合的末端剪得稍长，以便于找到神经。通过放置 6–0 单孔缝线消除皮下间隙，该缝线从切口中部开始，提起颞深筋膜，穿过皮下组织深层，尽可能多地穿过深层组织，从浅表取出，穿过对侧浅层到达切口的最深处，对侧穿刺等量组织，轻轻捆扎以消除无效腔，准确接近皮肤切口边缘（图 11.10）。

皮肤表层用 6–0 快速吸收缝线修复。切口涂上杆菌肽软膏。

除了涉及耳颞神经和颞浅动脉的手术，其他部位切口限制在 6 ~ 10mm，切除的血管长度为 5~10mm，血管被解剖，通常进行烧灼或结扎。神经分支可能会出现，也可能不会出现。如果神经分支被确定，它只是撕脱而不埋。修复技术与耳颞部位相同。

## 恢复

这些患者可以在当天或第 2 天回去工作，特别是如果一个小分支是手术的目标。患者可以在

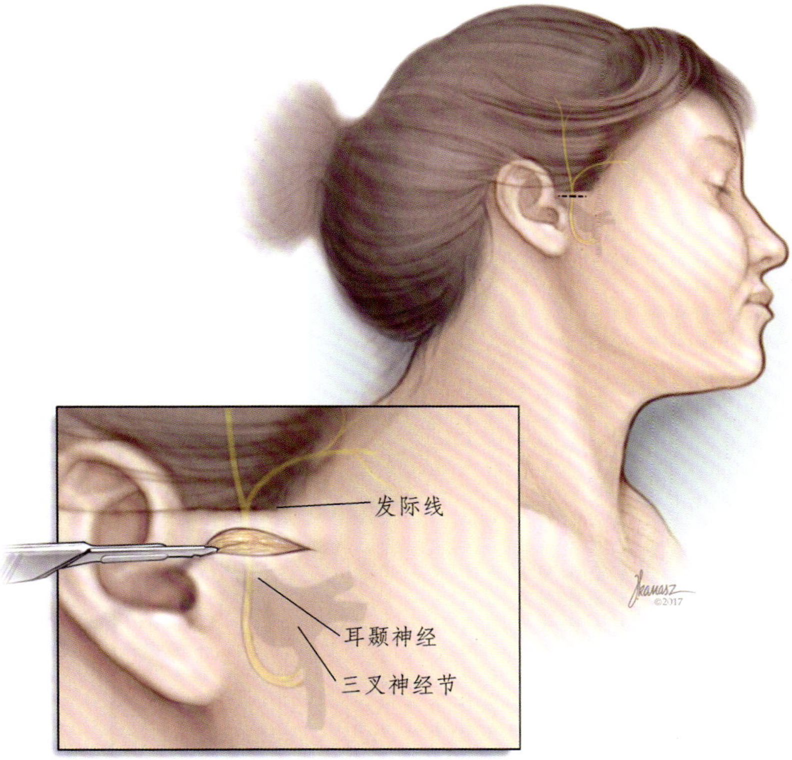


**图 11.1** 在鬓角底部有头发的头皮内行 10~15mm 的切口。

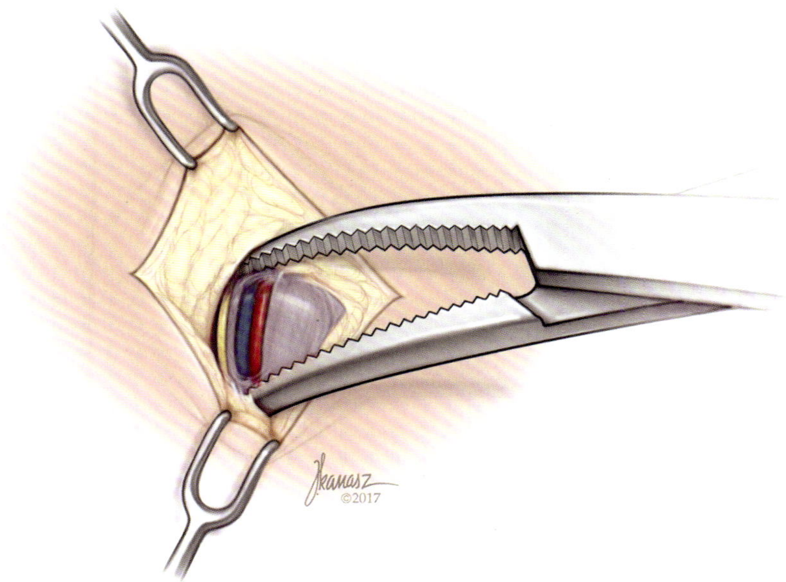

**图 11.2** 用蚊氏止血钳继续向深层解剖，直到确定耳颞神经支和颞浅动脉。

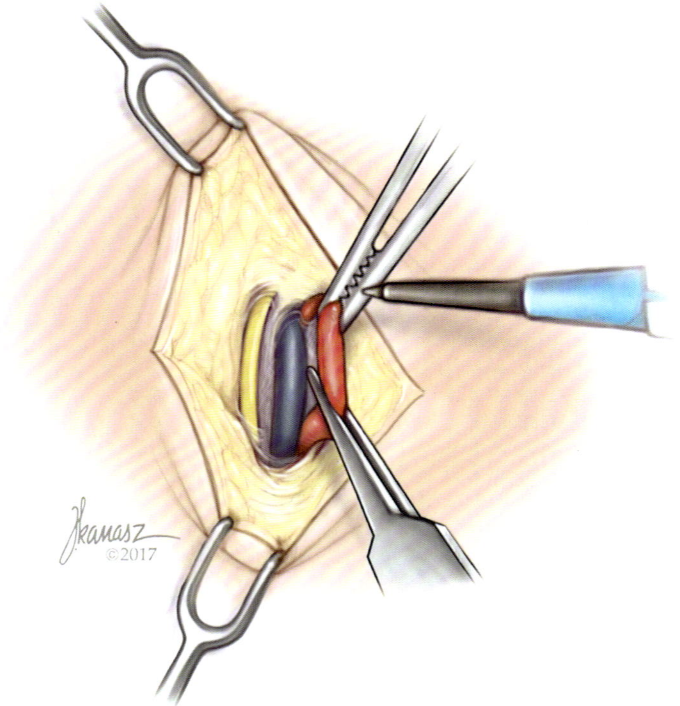

**图 11.3** 血管被剥离 1.5~2cm，结扎并横断。

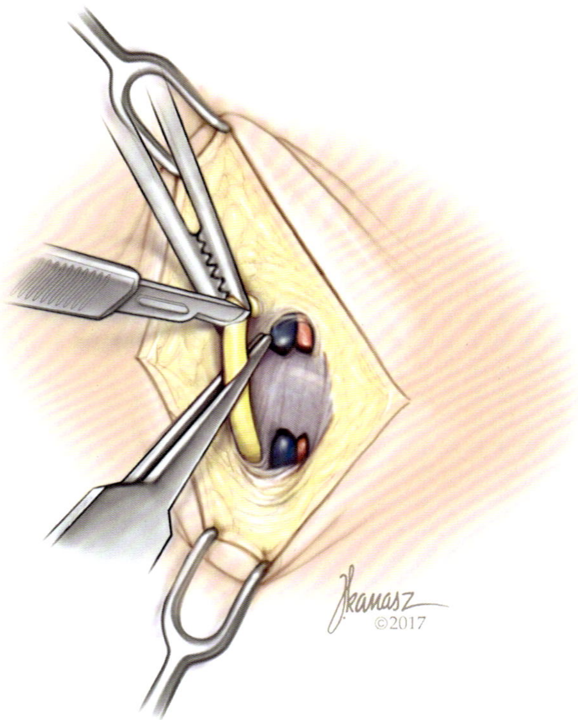

**图 11.4** 将神经解剖至足够长，通常为 1.5~2cm，如果主要神经较大，可以将其残端埋在颞肌中。

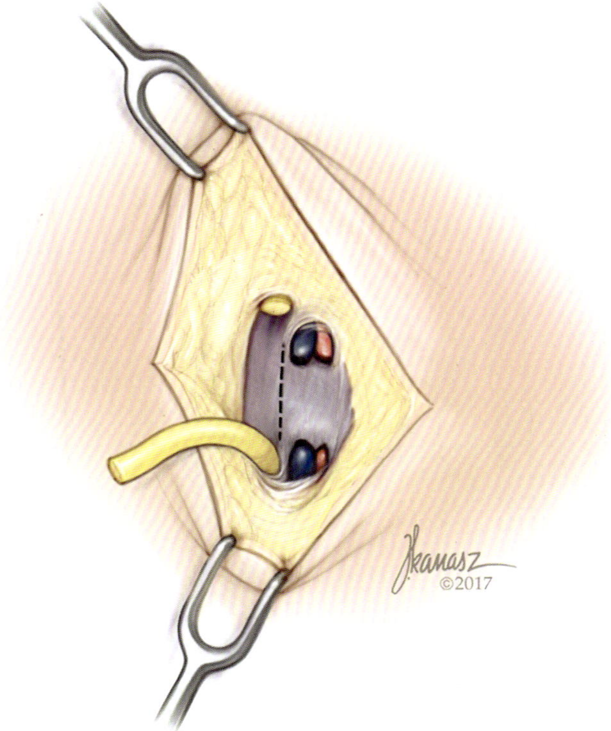

图 11.5　做颞深筋膜裂口。

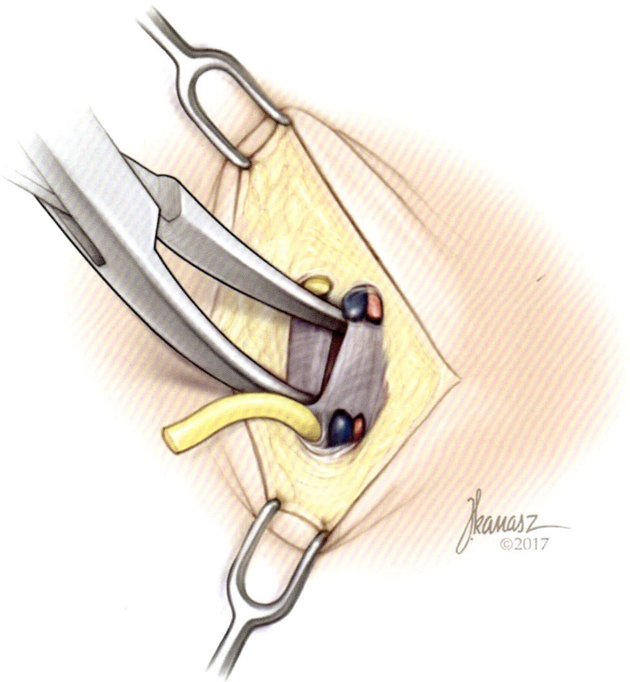

图 11.6　在肌肉内形成了一个囊袋。

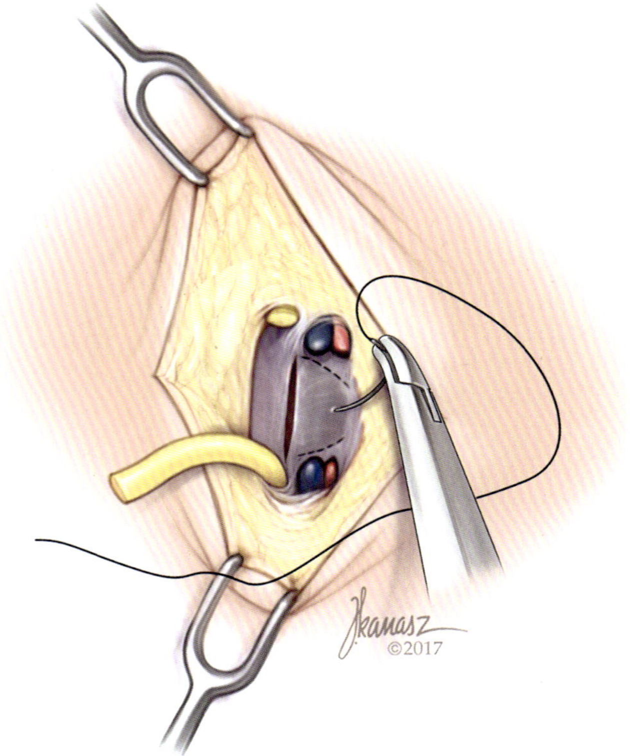


**图 11.7** 将 5-0 Prolene 缝线穿过肌肉，从颞深筋膜的浅表部分开始，穿过这块肌肉和下面的颞肌，然后通过在肌肉中创建的囊袋穿出。

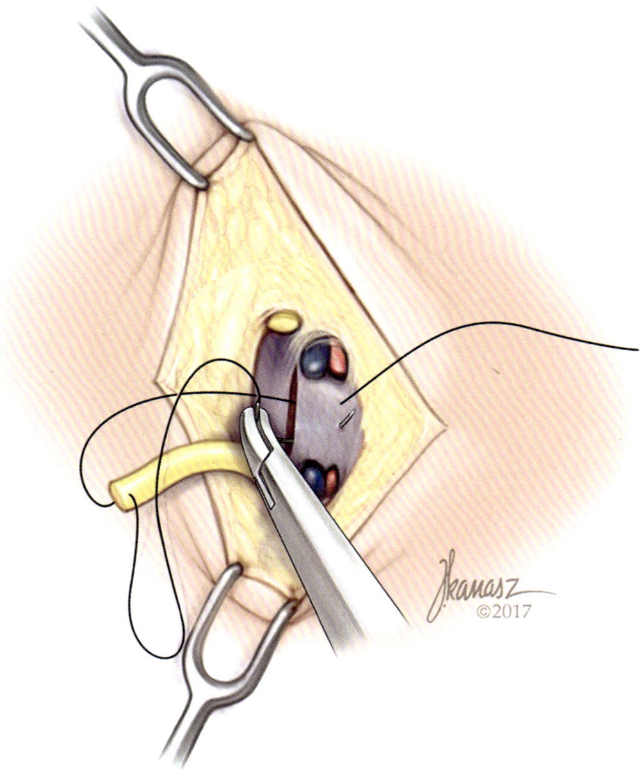


**图 11.8** 将针穿过神经、肌肉和筋膜，这次从内侧的肌肉囊袋开始，然后从外侧的肌肉和颞肌筋膜穿出。

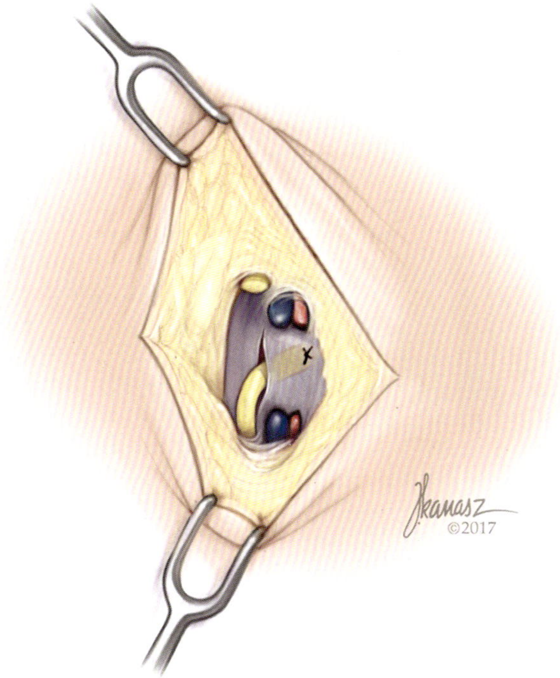


**图 11.9** 这种缝合方式可把神经固定在肌肉上。

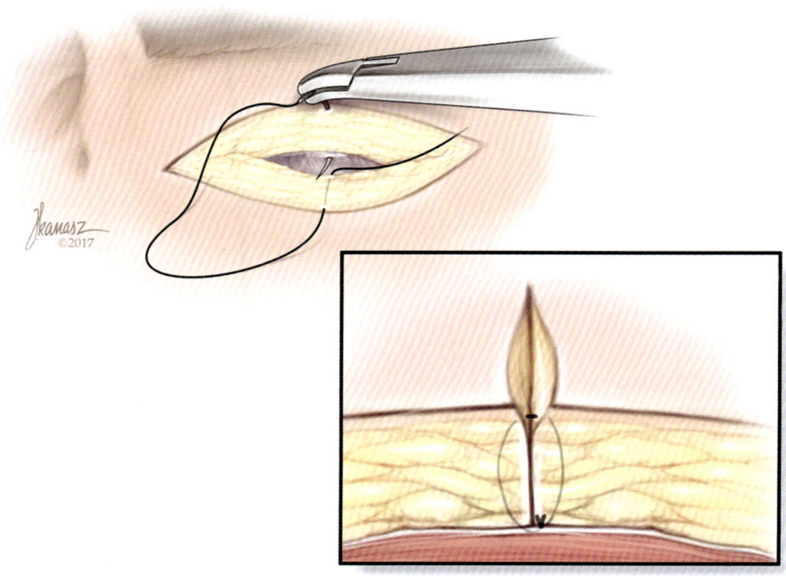


**图 11.10** 通过放置 6-0 单孔缝线来消除皮下无效腔，该缝线从切口的中心部分开始，提起颞深筋膜，穿过皮下组织深层，尽可能多地缝住深层组织，从浅表处取出，穿过对侧浅表层至切口最深处，缝合对侧的组织，轻轻捆扎，消除无效腔，精确接近皮肤切口边缘。

第2天恢复所有正常活动。在修复切口处涂杆菌肽软膏，每天2次，连续1周。

## 并发症

伤口感染极为罕见。可能发生血肿，但由于积血没有空间，我们很少观察到这个并发症。没有患者在同一部位出现疼痛复发。在极少数情况下，患者可能会在同一神经的不同分支观察到头痛，在这种情况下，可以重复手术。

## 参考文献

[1] Guyuron B, Riazi H, Long T, Wirtz E. Use of a Doppler signal to confirm migraine headache trigger sites. Plast Reconstr Surg 2015;135(4):1109-1112

[2] Chim H, Okada HC, Brown MS, et al. The auriculotemporal nerve in etiology of migraine headaches: compression points and anatomical variations. Plast Reconstr Surg 2012;130(2):336-341

# 第12章

# 枕小神经偏头痛的外科治疗（位点Ⅵ）

*Bahman Guyuron*

**要 点**

- 枕小神经触发部位是解剖学上最难预测的部位。
- 多普勒血管信号常可在头痛起病部位识别。
- 只有当患者在就诊时出现头痛，神经阻滞才是可靠的。
- 神经阻滞阴性并不排除存在枕小神经的触发部位。
- 该部位在枕大神经触发部位的尾部和外侧，靠近枕部外侧发际线。
- 手术通常在局部麻醉下进行，一些其他部位同时被减压的情况下，必须使用全身麻醉。
- 做一个长度为 1.5~2cm 的水平切口，用于找到血管和神经。
- 使用精细的蚊氏钳对皮下组织进行钝性分离解剖。
- 将血管切开 1~2cm，两端烧灼或结扎并切除。
- 可以选择神经减压或神经切除来抑制该触发部位的活性。
- 如果首选神经切除，则将神经末端埋在邻近肌肉中，以减少神经瘤形成的可能性。
- 患者可以在术后当天或第 2 天返回工作。

## 引言

在偏头痛的所有部位中，枕小神经触发部位是最难定位的。这是由于头痛部位的解剖和表现的巨大差异，以及这条神经的分支模式[1]。任何枕大神经外侧和尾侧的头痛都可能与枕小神经有关。多普勒血管信号通常可以识别触发部位。只有当患者在检查时出现偏头痛，阳性神经阻滞才能证明是非常有用的。然而，当慢性疼痛时，阻滞可能不会导致 MH 消除。

## 手术技巧

当患者坐位时，最痛点由患者识别并标记出来。用超声多普勒检测血管信号，确认血管的存在。此外，当患者取仰卧位且头部向一侧倾斜时，可确认头痛部位。这两个部位在坐位和仰卧位可能并不总是匹配。在设计切口前，可能需要重复检查几次。

设计一个长度为 1.5~2cm 的水平切口，在切口两侧分别刮掉周围约 1cm 的毛发（图 12.1）。该区域被含有 1∶100 000 肾上腺素的利多卡因浸润。如果患者在 MH 时接受手术治疗，可询问患者注射前后的疼痛程度。虽然大多数情况下疼痛可以完全消失，但局部麻醉后没有彻底消除 MH，并不影响手术的效果。切开皮肤并尽可能到达皮下深层。使用一种精细的蚊式止血钳继续进行钝性

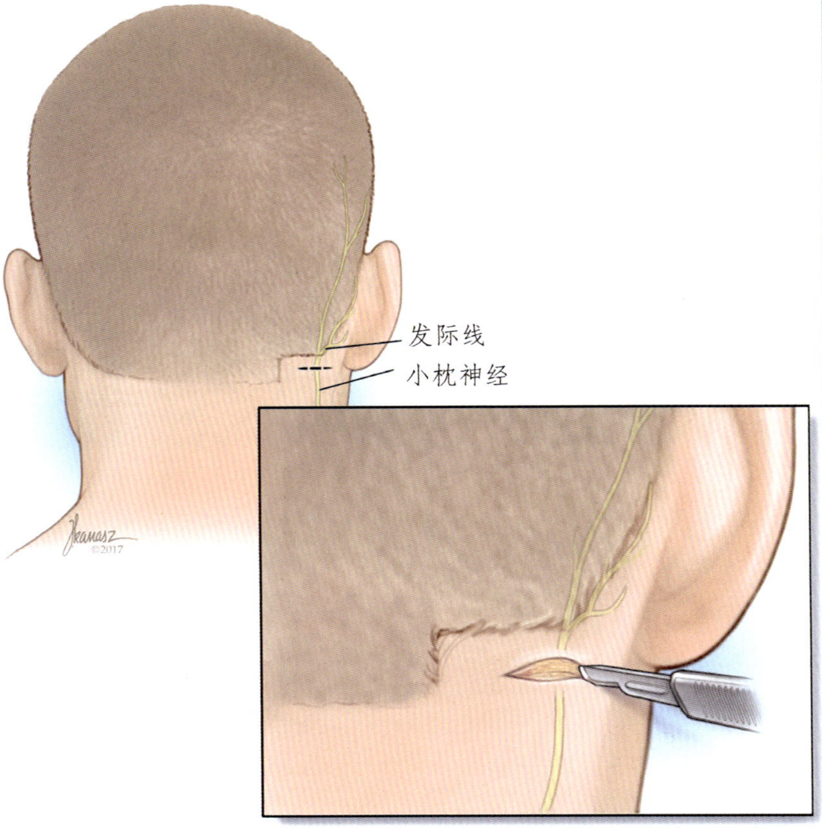


**图 12.1** 设计一个 1.5~2cm 长的水平切口，在切口两侧剃掉周围约 1cm 的头发。

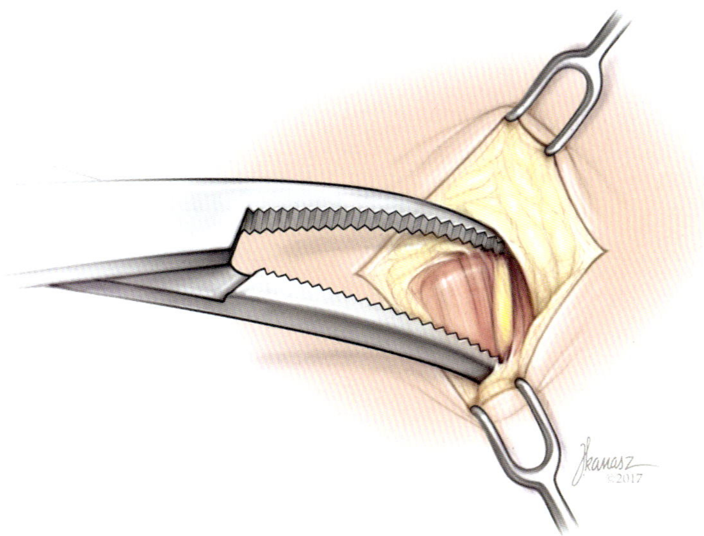

**图 12.2** 使用精细的（蚊式）止血钳钝性分离。

分离（图 12.2）。在斜方肌筋膜下方，可发现神经和（或）血管，并在神经周围放置橡皮筋（图 12.3）。血管被切开 1~2cm 并烧灼（图 12.4）。如果发现有压迫部位，则对筋膜进行松解。然而，在大多数情况下，不太可能找到一个明显的压迫位置。如果没有探查到压迫位点，神经被分离、解剖并离断神经长度约为 1.5 cm（图 12.5）。在相邻的斜方肌中形成足够大的囊袋以容纳神经残端

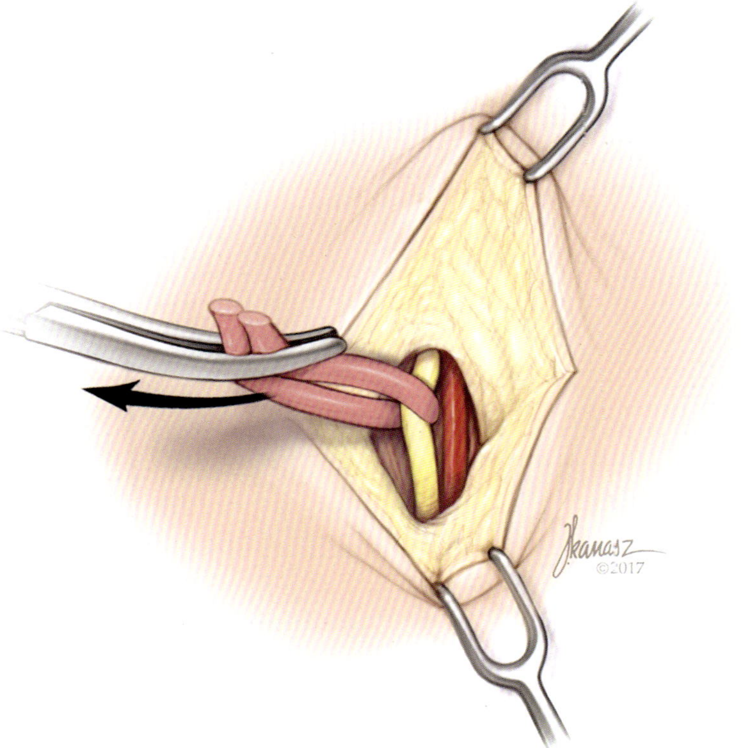

**图 12.3**　在斜方肌筋膜下方，神经和（或）血管都可以被识别，放置皮筋牵拉神经。

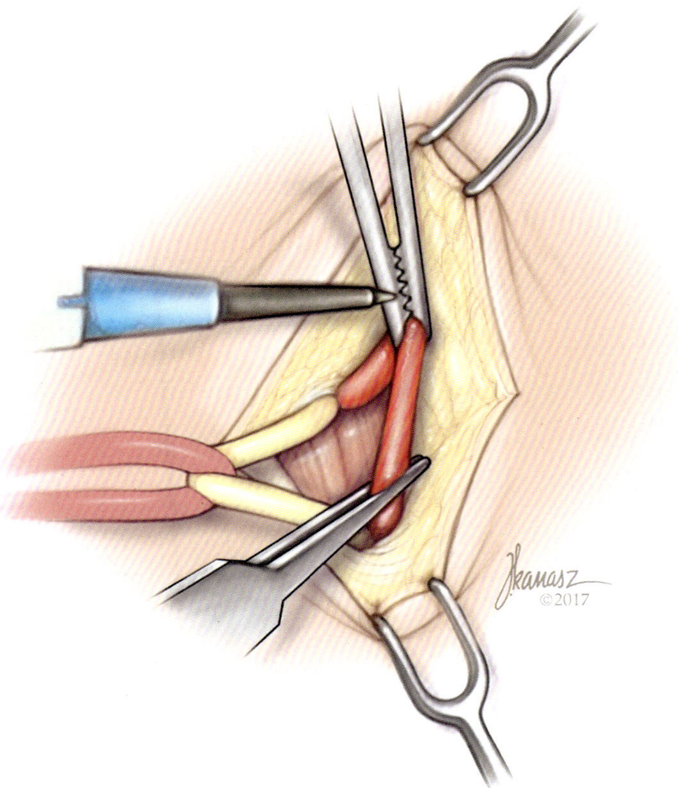

**图 12.4**　将责任血管切断 1~2cm 并烧灼。

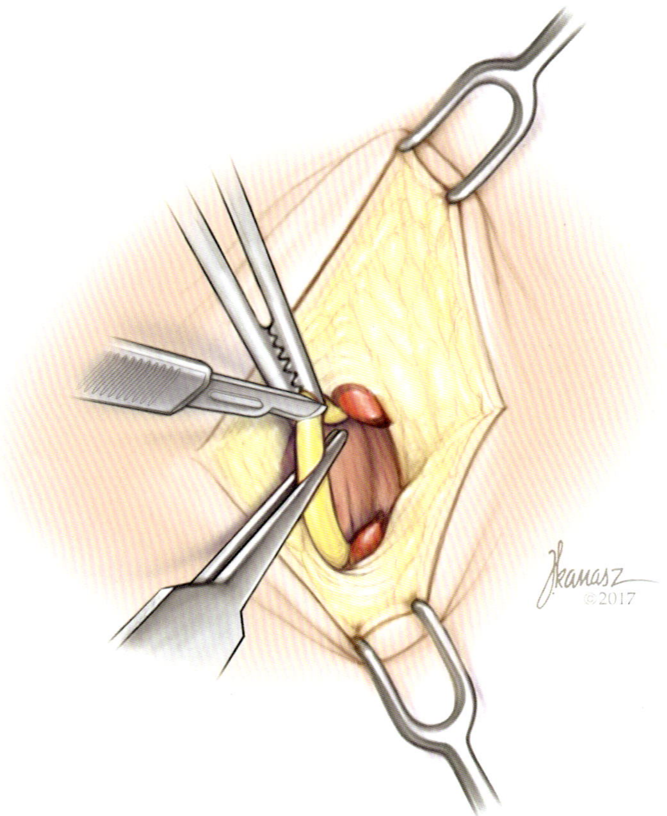


**图 12.5** 如果未探查到血管压迫部位，则将神经分离、解剖并切除约 1.5cm 长。

（图 12.6 和图 12.7）。将 5–0 蓝色 Prolene 缝线穿过肌肉，从创建的隧道穿出，然后缝线的另一端通过神经末端（图 12.8），针再从囊袋和肌肉穿回来，并缝合在肌肉上（图 12.9）。在缝合时，观察神经末梢被拉入囊袋的情况（图 12.10）。在神经末梢周围注射 0.1 ~ 0.2 mL Kenalog（40 mg/mL）。用 5–0 单孔缝线缝合较深层，然后缝合皮下组织层，彻底消除无效腔（图 12.11）。皮肤浅表部分用 5–0 普通缝线修复。伤口上涂抹杆菌肽药膏。

## 恢复

根据解剖的大小，大多数患者可以在当天或第 2 天去工作。然而，要告诉他们避免服用阿司匹林和非甾体抗炎药（NSAID），1 周内不要进行剧烈运动。伤口涂杆菌肽药膏 1 周。患者被要求在 2 周内避免使用吹风机，并在此后的 2 周内小心使用。

## 并发症

感染或血肿极为罕见。由于神经的频繁操作，有可能出现另一个邻近瘢痕的头痛触发点。神经瘤可以在神经切除部位进展，但可能性极小。出现脱发的可能性也很小。

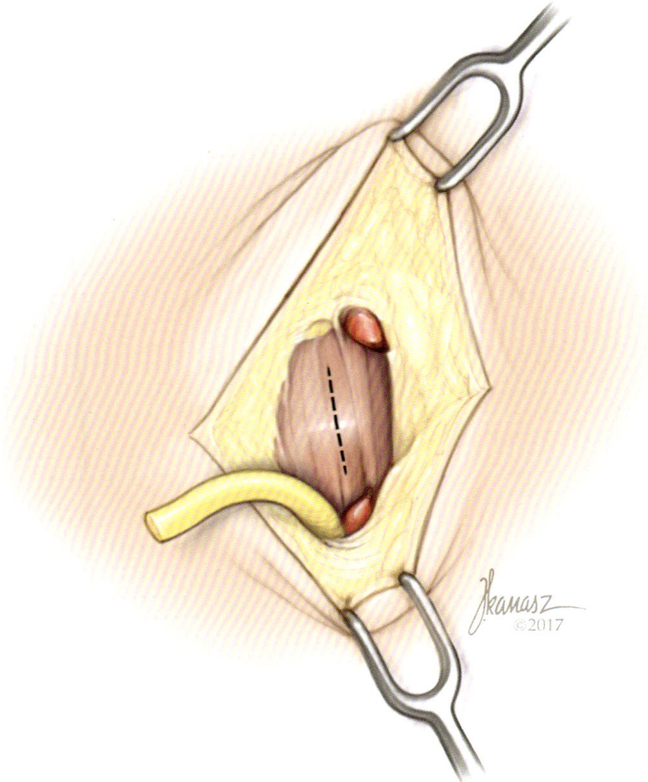

**图 12.6**　在相邻的斜方肌中设计一个足够大的囊袋来容纳神经。

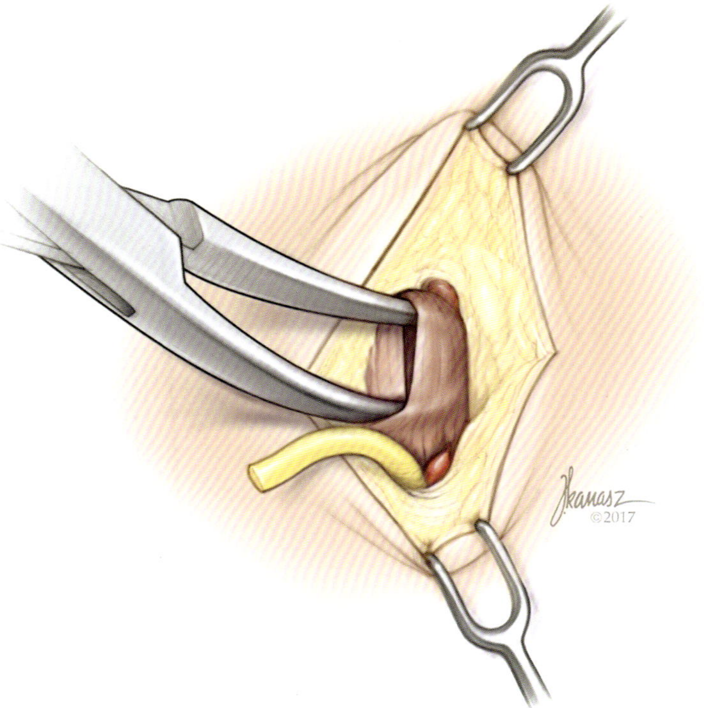

**图 12.7**　使用蚊式止血钳创建囊袋。

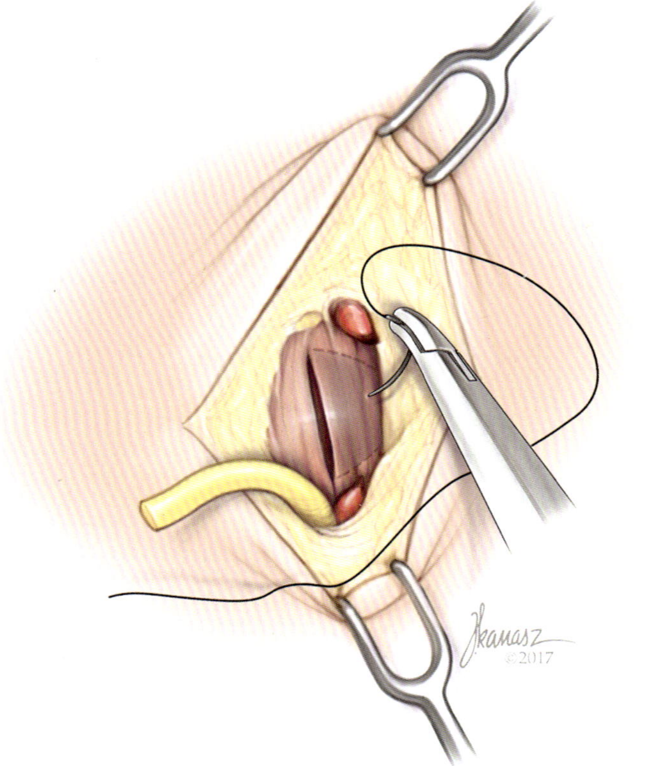


**图 12.8** 将 5–0 蓝色 Prolene 缝线穿过肌肉。

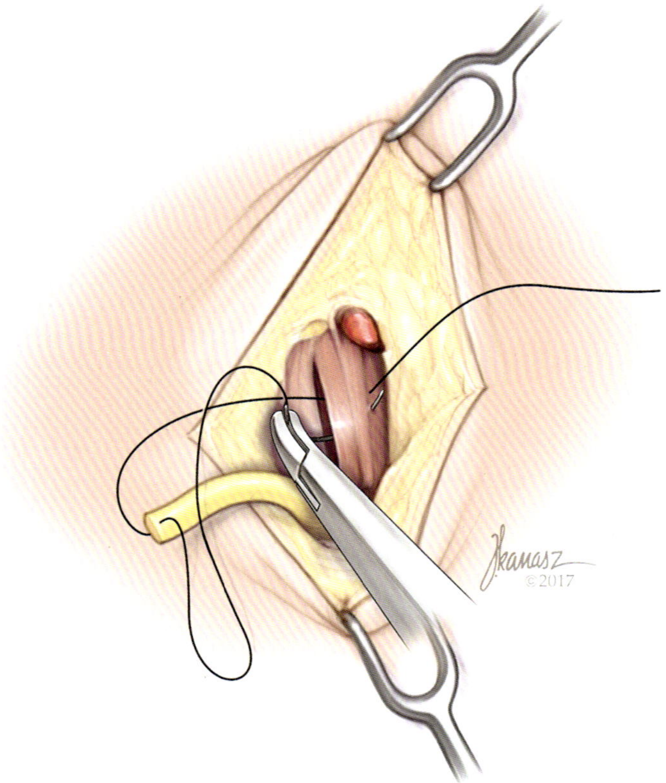


**图 12.9** 针的另一端穿过神经的末端，通过囊袋和肌肉返回，并缝合在肌肉上。

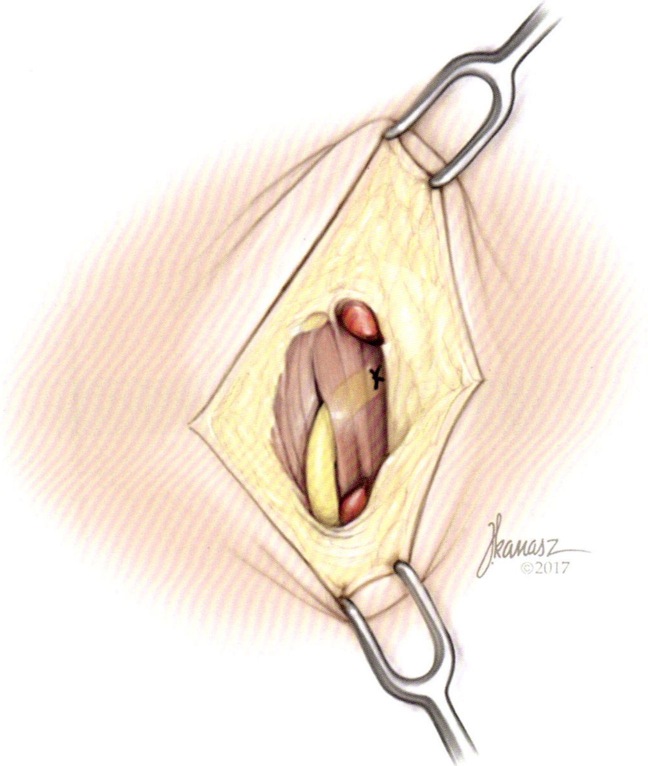


**图 12.10**　在缝合时，观察神经末梢在囊袋内的情况。

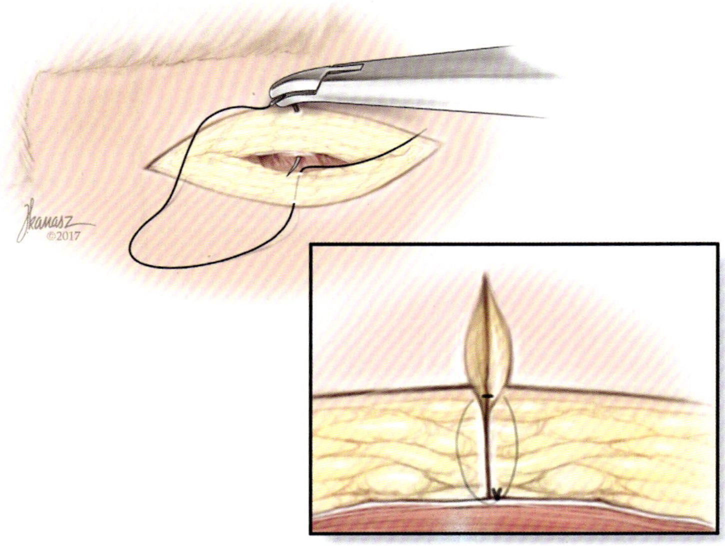


**图 12.11**　用 5–0 单孔缝线由深入浅缝合，先缝合较深层，然后缝合皮下组织，彻底消除无效腔。

## 参考文献

[1] Lee M, Brown M, Chepla K, et al. An anatomical study of the lesser occipital nerve and its potential compression points: implications for surgical treatment of migraine headaches. Plast Reconstr Surg 2013;132(6):1551–1556

# 第 13 章

# 硬币性头痛的外科治疗（位点Ⅶ）

*Bahman Guyuron*

**要 点**

- 硬币性头痛（NH）是一种疾病，疼痛局限于特定区域内。
- NH 是一种罕见病，在以医院病例为基础的系列研究中，估计发病率为 6.4/100 000 至 9/100 000。
- ICHD-3 beta 描述 NH 是一种剧烈的区域性疼痛，持续时间和强度可变，但通常是慢性的，在头皮的小范围内（1~6cm）。
- 疼痛在圆形或椭圆形区域。它通常发生在顶叶区域，往往固定于一侧。
- 患者通常可以指出一个明显且恒定的疼痛触点。
- 超声血管多普勒信号几乎总是可以检测到。
- 只要患者在就诊时报告头痛，神经阻滞的阳性反应将是非常有用的信息。
- 手术在局部麻醉下进行，包括 5~10mm 的切口和切除小血管，并切除或不切除神经分支末端。
- 根据不同部位，用 6-0 单孔缝线和 5-0 或 6-0 普通缝线修复切口。
- 手术几乎可以永久消除头痛。
- 虽然 NH 发生于既往手术部位附近的概率很小，但疼痛从来不会在同一区域发生。

## 引言

NH 是一种罕见的疾病，在一项基于医院的系列研究中，估计发病率为 6.4/100 000 至 9/100 000[1，2]，然而，这种疾病在偏头痛手术后似乎比统计数据更常见。《国际头痛疾病分类》第 3 版 beta 版（ICHD-3 beta 版）将 NH 描述为一种剧烈轮廓状疼痛，持续时间多变，但往往是慢性的，发生在头皮的小范围内。疼痛常局限于圆形或椭圆形区域内。虽然它通常发生在顶叶区域，但可发生在头皮的任何地方。非处方止痛药通常足以治疗大多数 NH 患者。有时疼痛很严重，需要额外的治疗方式[3，4]。

## 触发位点检测

患者被要求指向触发部位，并标记该区域。几乎无一例外的是，血管信号可以用超声多普勒检测到。有时，将多普勒探头移到患者所指向的部位以外几毫米处是必要的，以便找到信号。然后标记出信号位置。如果患者在就诊时报告头痛，则在多普勒信号部位注射 0.5 mL 利多卡因。患者在就诊时头痛对神经阻滞的阳性反应可能是非常有益的。神经阻滞阴性并不意味着手术可能无效。

## 手术技巧

大多数手术是在局部麻醉下进行的。确定手术部位后，在相关的多普勒信号标记的疼痛区域用

1% 利多卡因加肾上腺素（1∶100 000）皮下浸润注射麻醉。在标记的区域做一个 5~10mm 的切口。通常，局部麻醉使用 0.5 英寸的 30 号针头缓慢注射，通过单一的皮肤渗透进行。在等待适当时机以最大限度地发挥注射的麻醉和血管收缩作用后，使用 15 号刀片切开皮肤和真皮层（图 13.1）。使用蚊式止血钳进行解剖（图 13.2）。解剖的方向是基于那个区域的动脉和神经的解剖路径。一旦动脉被确定，将其从近端和远端剥离，以便切除一部分（图 13.3）。较大的动脉需要使用 5–0 或 6–0 单孔缝线进行缝合结扎，而较小的动脉则需要使用针对性烧灼术进行适当治疗。整个动脉中间部分被切除。与动脉密切相关的小神经被切除（图 13.4）。如果神经附近有肌肉，需要切除部分肌肉减少对神经的压迫，神经末端埋在肌肉囊带中，以减少神经瘤形成的可能性。充分止血后，检查有无其他受累的神经或动脉分支，对切口进行关闭。第一层需要包含少量更深层的组织，以消除无效腔。在有毛发区，应采用 5–0 普通线缝合，而在裸露区，应采用6–0 快速吸收线缝合（图 13.5）。无毛发部位的切口用防水敷料覆盖，7 ~ 8 天后撤除。将杆菌肽软膏涂抹在毛发存在使封闭敷料黏附困难的部位。

## 恢复

在不使用防水敷料的情况下，在切口处使用抗生素软膏，每天 2 次，连续 7 天。患者可以在 24~48 小时后淋浴并轻柔地清洗伤口。患者可在手术当天或术后第 2 天恢复工作和正常活动。很少需要使用镇痛药。很少情况下，患者可能会在手术后的晚上经历剧烈的头痛，但这通常是自限性的。

## 并发症

由于手术很小，所以风险很小。感染是非常罕见的。在罕见的情况下，患者可能会观察到在手术瘢痕附近出现新的疼痛位点，但不会完全出现在同一区域。虽然神经瘤的形成在理论上可能出现，但我们目前还没有观察到此类病例。

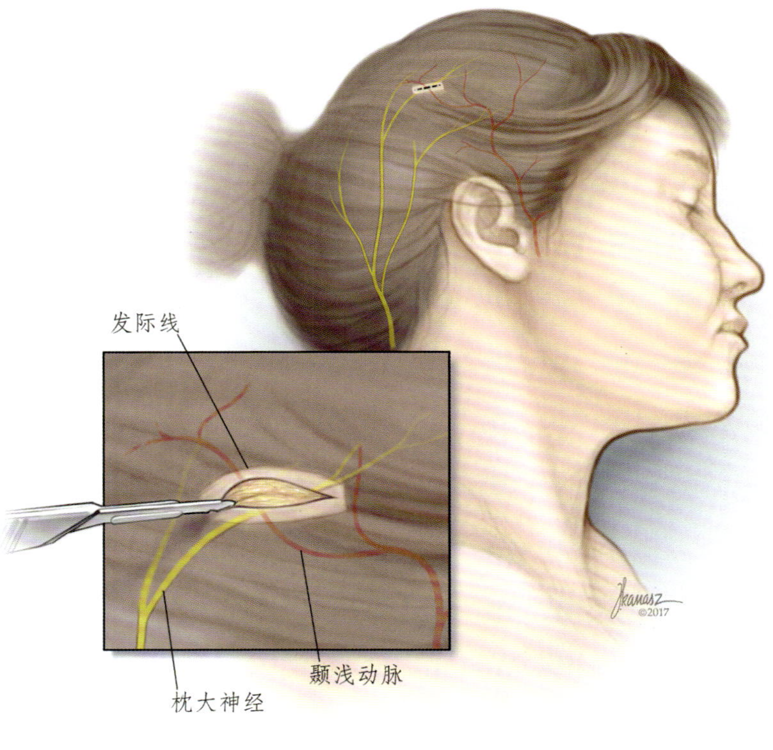


**图 13.1**　用 15 号刀片切开皮肤和真皮。

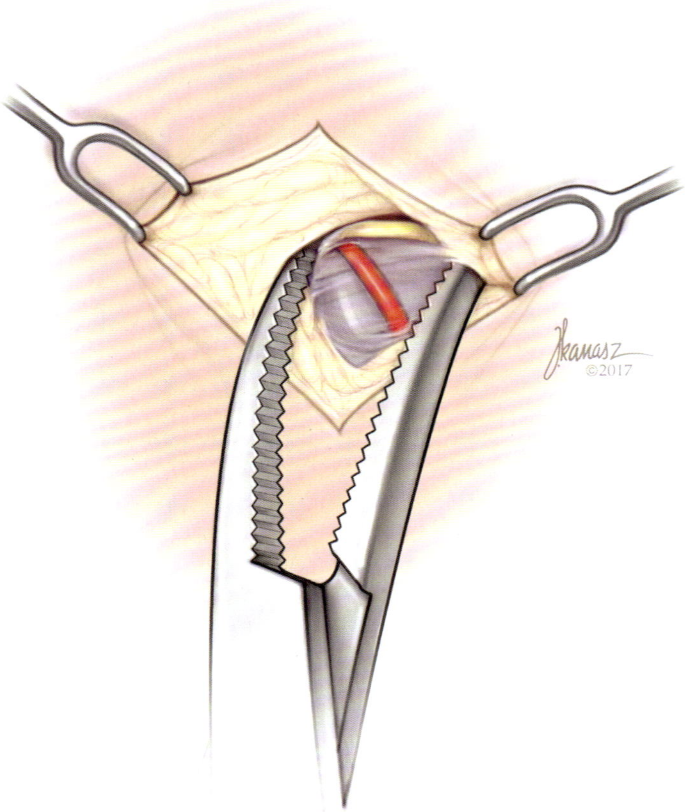


**图 13.2** 用蚊式止血钳进行皮下组织的解剖。

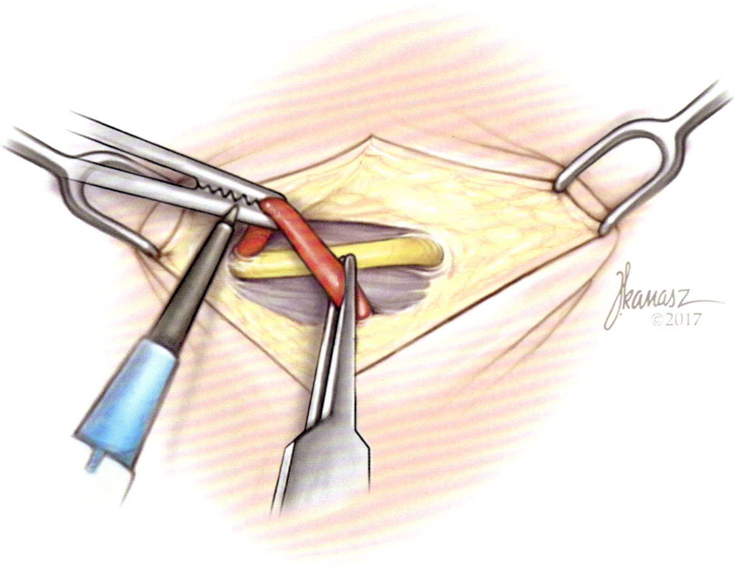


**图 13.3** 一旦动脉被确定，需要暴露其近端和远端，以便切除一段血管。

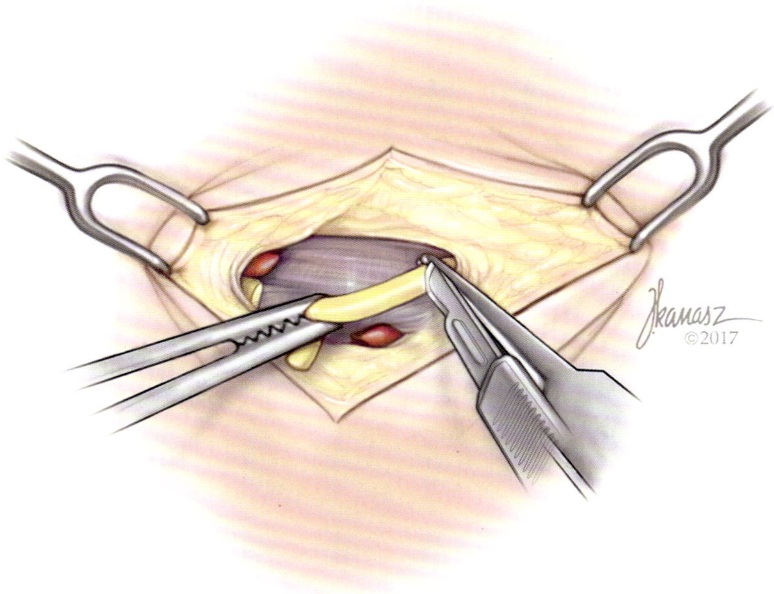


**图 13.4** 当检测到与动脉密切相关的小神经时可直接分离切除。较大的神经分支残端需要埋置在肌肉中，以减少神经瘤形成的可能性。

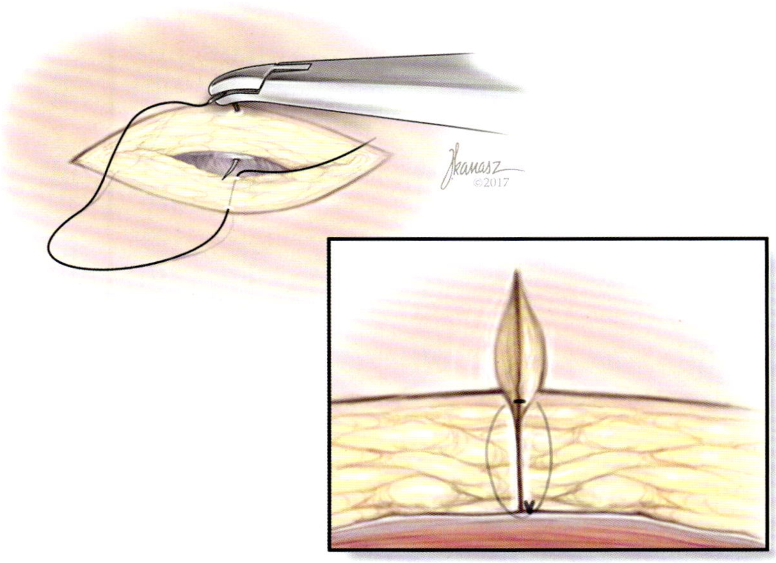


**图 13.5** 用6–0单孔缝线进行缝合，第 1 针缝合需要将深部组织一起缝合，以消除无效腔。在有毛发的区域，用 5–0 普通缝线缝合。

## 参考文献

[1] Pareja JA, Pareja J, Barriga FJ, et al. Nummular headache: a prospective series of 14 new cases. Headache 2004;44(6):611–614

[2] Grosberg BM, Solomon S, Lipton RB. Nummular headache. Curr Pain Headache Rep 2007;11(4):310–312

[3] Pareja JA, Montojo T, Alvarez M. Nummular headache update. Curr Neurol Neurosci Rep 2012; 12(2):118–124

[4] Guyuron B, Gatherwright J, Reed D, Ansari H, Knackstedt R.Treatment of Dopplerable nummular headache with and without migraines using auriculotemporal decompression and arterectomy

# 索 引


B

鼻源性 62

并发症 59

病理生理学 5

C

触发点 8

D

第三枕神经 33，35

多普勒 34

E

额部 48

额骨触发点 15，16

额叶偏头痛 32

耳颞部 81

耳颞神经 24，36

G

孤立头痛位点 55

H

滑车上神经（STN） 17

恢复 52

J

计算机断层扫描 46

经眼睑失活术 49，52

经眼睑手术 32

K

眶上孔减压 32

眶上神经 16

L

流行病学与负担 5

M

麻醉 33

慢性偏头痛 8

灭活技术 34

N

内镜 32

颞部 22，56

P

偏头痛频率 34，43

偏头痛手术 1，13，49，57

Q

起始点 40

青少年偏头痛 35

R

日志 39

肉毒杆菌注射 33

S

神经调节 13

神经阻滞 44

Y

影像学　8

硬币性头痛　96

诱发部位　35

预防性治疗　12

Z

枕部　71，72

枕大神经　18，36

枕骨触发点　15，18

枕小神经　20，35，89

指尖　42

中枢神经　22

周围神经阻滞　12